C. Garbe / A. Blum (Hrsg.)   Ultraschalldiagnostik der Haut und Lymphknoten

C. Garbe A. Blum (Hrsg.)

Ultraschalldiagnostik der Haut und Lymphknoten

Mit einem Geleitwort von G. Rassner

Mit 94 Abbildungen und 15 Tabellen

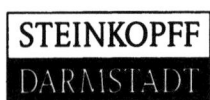
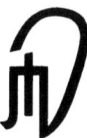

Prof. Dr. med. Claus Garbe
Eberhard-Karls-Universität
Universitätsklinikum Tübingen
Dermatologische Onkologie
Liebermeisterstraße 25
72076 Tübingen

Dr. med. Andreas Blum
Eberhard-Karls-Universität
Universitätsklinikum Tübingen
Hautklinik und Poliklinik
Liebermeisterstraße 25
72076 Tübingen

ISBN 978-3-662-13255-5

Die Deutsche Bibliothek – CIP-Einheitsaufnahme
Ultraschalldiagnostik der Haut und Lymphknoten/Hrsg.: Claus Garbe; Andreas Blum.

ISBN 978-3-662-13255-5   ISBN 978-3-662-13254-8 (eBook)
DOI 10.1007/978-3-662-13254-8

Dieses Werk ist urheberrechtlich geschützt. Die dadurch begründeten Rechte, insbesondere die der Übersetzung, des Nachdrucks, des Vortrags, der Entnahme von Abbildungen und Tabellen, der Funksendung, der Mikroverfilmung oder der Vervielfältigung auf anderen Wegen und der Speicherung in Datenverarbeitungsanlagen, bleiben, auch bei nur auszugsweiser Verwertung, vorbehalten. Eine Vervielfältigung dieses Werkes oder von Teilen dieses Werkes ist auch im Einzelfall nur in den Grenzen der gesetzlichen Bestimmungen des Urheberrechtsgesetzes der Bundesrepublik Deutschland vom 9. September 1965 in der jeweils geltenden Fassung zulässig. Sie ist grundsätzlich vergütungspflichtig. Zuwiderhandlungen unterliegen den Strafbestimmungen des Urheberrechtsgesetzes.

© by Springer-Verlag Berlin Heidelberg 1999
Ursprünglich erschienen bei Dr. Dietrich Steinkopff Verlag, Darmstadt 1999
Softcover reprint of the hardcover 1st edition 1999

Die Wiedergabe von Gebrauchsnamen, Handelsnamen, Warenbezeichnungen usw. in diesem Werk berechtigt auch ohne besondere Kennzeichnung nicht zu der Annahme, daß solche Namen im Sinne der Warenzeichen- und Markenschutz-Gesetzgebung als frei zu betrachten wären und daher von jedermann benutzt werden dürften.

Produkthaftung: Für Angaben über Dosierungsanweisungen und Applikationsformen kann vom Verlag keine Gewähr übernommen werden. Derartige Angaben müssen vom jeweiligen Anwender im Einzelfall anhand anderer Literaturstellen auf ihre Richtigkeit überprüft werden.

Umschlaggestaltung: Erich Kirchner, Heidelberg
Satz: K+V Fotosatz GmbH, Beerfelden

SPIN 10720903   105/7231-5 4 3 2 1 0 – Gedruckt auf säurefreiem Papier

Geleitwort

Die Ultraschalluntersuchung der Haut und Lymphknoten stellt eine neuere diagnostische, bildgebende Untersuchungsmethode dar, die eine breite Anwendung nicht nur verdient, sondern auch erfordert.

Sie schließt bzw. verkleinert die Lücke zwischen der klinisch-morphologischen Diagnostik und der histologischen Gewebeuntersuchung bzw. anderen invasiven Verfahren und verbessert damit erheblich die nicht-invasive Untersuchung des Hautorgans einschließlich der Subkutis und darin enthaltener Strukturen (Lymphknoten, Blutgefäße). Voraussetzungen für diesen diagnostischen Fortschritt waren – wie häufig in der Medizin – die Entwicklung routinemäßig einsetzbarer Geräte und Methoden (z.B. A-Scan, B-Scan, Farbduplex-Sonographie) und ihre klinische Erprobung und Evaluierung.

Neben einigen anderen Hautkliniken hat die Tübinger Dermatologische Klinik bereits relativ frühzeitig, ab den 80er Jahren, die Ultraschalldiagnostik im dermatologisch-onkologischen, -operativen und -angiologischen Bereich eingesetzt.

Das vorliegende von C. Garbe und A. Blum herausgegebene Buch baut deshalb auf einem Erfahrungsschatz auf, der in einem über 10-jährigen Einsatz der Ultraschalldiagnostik bei unseren Patienten gewonnen wurde. Unter zusätzlicher Einbeziehung der Ergebnisse und Erfahrungen anderer Arbeitskreise wird damit eine aktuelle, umfassende und erfahrungsgestützte Darstellung dieses Gebiets geboten. Daß auch die Darstellung der Grenzen und Fehlermöglichkeiten dazu gehört, ist, wie bei jeder Methode, eine redliche Selbstverständlichkeit.

Leider ist es in heutiger Zeit nicht ausreichend, in üblicher Weise dem Buch eine möglichst weite Verbreitung zu wünschen. Aufgrund der derzeitigen Verfassung, Struktur und Steuerung unseres Gesundheitssystems ist es leider keine Selbstverständlichkeit, daß klinisch erarbeitete und erprobte Methoden allen Patienten, die davon profitieren würden, zugute kommen. Somit ist mein weiterer Wunsch, daß dieses Buch auch zu einer breiteren Anwendung dieser Methode führt – zum Nutzen unserer Patienten.

Tübingen, im April 1999   G. Rassner

Vorwort

Die Ultraschalluntersuchung von Haut und Lymphknoten gewinnt zunehmend an Bedeutung. Sie erlaubt eine zusätzliche Interpretation von Veränderungen der Haut und Lymphknoten im Vergleich zum klinischen Befund und Palpation. Neben einer exakten Vermessung der Größe dieser Strukturen kann auch über das Echomuster auf entzündliche Veränderungen und Dignität geschlossen werden. Sowohl für den Dermatologen als auch für den Radiologen erschließt sich dadurch eine zusätzliche Dimension der klinischen Befundinterpretation.

Der vorliegende Band entstand aus dem Ausbildungsprogramm von Fortbildungskursen, die zum Erwerb der KV-Qualifikation für die Ultraschalldiagnostik von Haut und Lymphknoten durchgeführt wurden. So ist auch das gesamte Spektrum, angefangen von den physikalischen Grundlagen des Ultraschalls bis hin zur Entstehung von Artefakten sowie dem praktischen Vorgehen in der Sonographie der Haut und Lymphknoten, erfaßt. Breiter Raum wurde der Interpretation von Befunden gewidmet, die auch nach anatomischen Lokalisationen different beschrieben und dargestellt sind. Zum Vergleich und zur Übung für den noch weniger Erfahrenen werden auch die Normalbefunde dargestellt.

Das derzeit am besten eingeführte Anwendungsgebiet ist die Lymphknoten-Sonographie in der Nachsorge von Hauttumoren, an erster Stelle für das maligne Melanom. Etwa ein Drittel metastatisch befallener Lymphknoten werden, noch bevor sie sicher palpabel sind, über die Sonographie erkannt. Die frühe Diagnose bedeutet für den betroffenen Patienten eine deutliche Prognoseverbesserung. Weitere wichtige Anwendungsgebiete sind die Beurteilung von Hauttumoren in der präoperativen Diagnostik sowie zunehmend auch die Beurteilung von entzündlichen Veränderungen an der Haut. Hier können vor allen Dingen Ausdehnung und Schweregrad visualisiert werden. In der Zukunft werden neue Geräte mit höherer Auflösung und auch mit Schallköpfen höherer Frequenzen die Einsatzmöglichkeiten in der Dermatologie erweitern. Erhebliche Bedeutung erreicht der Ultraschall in der Gefäßdiagnostik. Ein ausführliches Kapitel ist deswegen der farbkodierten Duplexsonographie gewidmet.

Das vorliegende Buch ist eine Einführung in die Praxis der Ultraschalldiagnostik und bietet darüber hinaus auch eine solide Grundlage für den Erwerb der KV-Qualifikation „Ultraschall in der Dermatologie". Wir hoffen, daß wir damit eine zunehmende Zahl von Dermatologen an diese neuen technischen Möglichkeiten heranführen können.

Wir danken allen Kolleginnen und Kollegen, die durch die tägliche Praxis, durch die Lehre und durch die aktive Mitarbeit ihren Beitrag zu diesem Buch geleistet haben.

Außerdem danken wir dem Steinkopff Verlag, insbesondere Frau Dr. G. Volkert, für das Interesse an der Thematik, für die schnelle, konstruktive und qualitativ ansprechende Umsetzung des vorliegenden Buches.

Tübingen, im März 1999   C. Garbe   A. Blum

Inhaltsverzeichnis

1   Die Entwicklung der Ultraschalldiagnostik in der Dermatologie .   1
C. Garbe

2   Physikalische Grundlagen des Ultraschalls und der Einsatz
verschiedener Ultraschallköpfe   9
A. Blum

3   Artefakte des Ultraschalls   15
A. Blum und U. Schott

4   Indikationen für sonographische Untersuchungen
in der Dermatologie   23
A. Blum

5   Anforderungen an den Patientenumgang
bei sonographischen Untersuchungen   29
M. Schwarz

6   Ergebnisse der Lymphknotensonographie
in der Nachsorge des Melanoms   33
A. Blum

7   Praktisches Vorgehen bei der Lymphknotensonographie
in verschiedenen Körperregionen, mit Orientierung
an anatomischen Strukturen   39
K. Krämer

8   Diagnostisches Vorgehen und Differentialdiagnosen
echoreicher und echoarmer Raumforderungen
im 7,5 MHz-Ultraschallbild   59
M. Carl

9   Fallstricke bei der Interpretation von 7,5 MHz-B-Scan-Bildern . .   79
M. Schwarz

10 Darstellung von Hauttumoren und entzündlichen
    Hautkrankheiten mit hochauflösendem Ultraschall 89
    C. Garbe und A. Blum

11 Farbkodierte Duplexsonographie in der Gefäßdiagnostik 109
    A. Steins und M. Jünger

12 Wege zur KV-Qualifikation für Ultraschalldiagnostik
    in der Dermatologie und die Anforderungen
    an die Dokumentation 119
    W. Schippert und A. Blum

Sachverzeichnis 125

Autorenverzeichnis

Dr. med. Andreas Blum*

Dr. med. Marina Carl*

Prof. Dr. med. Claus Garbe*

Priv.-Doz. Dr. med. Michael Jünger*

Dr. med. Katja Krämer*

Prof. Dr. med. Gernot Rassner*
(Geschäftsführender Direktor)

Dr. med. Waltraud Schippert*

Dr. med. Ulrich Schott**

Dr. med. Monika Schwarz*

Dr. med. Anke Steins*

---

* Eberhard-Karls-Universität
 Universitätsklinikum Tübingen
 Hautklinik und Poliklinik
 Liebermeisterstraße 25
 72076 Tübingen

** Radiologische Univ.-Klinik
 Abt. Radiologische Diagnostik
 Hoppe-Seyler-Straße 3
 72076 Tübingen

1 Die Entwicklung der Ultraschalldiagnostik in der Dermatologie

C. Garbe

Einführung

Die diagnostische Ultraschalltechnik wurde in ihren Grundlagen in den 50er Jahren entwickelt und fand in den 60er und 70er Jahren in breitem Umfang Aufnahme in die diagnostische Radiologie, in die innere Medizin und in andere Fachgebiete. Erst in den 80er Jahren hat die Ultraschalldiagnostik zunächst in bescheidenem Umfang auch Einzug in die Dermatologie gehalten. Die späte Verwendung der Ultraschalldiagnostik in der Dermatologie hat verschiedene Gründe. Die Dermatologie hat keine Tradition in der Verwendung aufwendiger technischer Verfahren. Der Dermatologe verließ sich seit Jahrzehnten auf sein anamnestisches Gespür und auf sein Auge, die wichtigsten Instrumente in seiner Hand waren der Schreibstift und der Rezeptblock. Die Hinzuziehung aufwendiger Techniken für die Diagnosestellung, die Vermessung der Befunde und für die Verlaufskontrolle sind neuere Entwicklungen, die bisher auch erst in geringem Umfang Einzug in die dermatologische Praxis gehalten haben.

Ein zweiter wichtiger Grund für die späte Verwendung von Ultraschalltechniken in der Dermatologie besteht darin, daß für die Vermessung von Prozessen an der Haut zunächst eine hochauflösende Technik vorhanden sein mußte. Hierfür wurden in den 80er Jahren 20 MHz-Schallköpfe entwickelt. Dabei waren eine Reihe von Problemen zu überwinden: Für die Einleitung der Schallwellen in die Haut erwies sich eine Wasser-Vorlaufstrecke als erforderlich. In der Anfangszeit standen nur Geräte zur Verfügung, die einen A-Scan wiederzugeben vermochten, d. h. die Reflexion der Schallwellen wurde mittels einer Kurve dargestellt. Für die Herstellung eines zweidimensionalen Bildes konnten nicht wie im mittleren Frequenzbereich viele Schallsonden nebeneinander geschaltet werden. Statt dessen wurden rotierende Schallköpfe entwickelt, bei denen die Herstellung eines zweidimensionalen Bildes (B-Scan) über ein Computerprogramm ermöglicht wurde. Auf dem europäischen Markt stand das erste käuflich erwerbbare Gerät erst 1987 zur Verfügung [12].

Vermessung der Tumordicke des Melanoms

Eine erste Anwendungsindikation für Ultraschalldiagnostik wurde in der präoperativen Bestimmung der Tumordicke des malignen Melanoms gesehen. Hierfür erwies es sich als hilfreich, daß melanozytäres Gewebe ebenso wie das maligne Melanom weitestgehend echoarm ist und sich als echoarme Strukturen in der Kutis und Subkutis von dem umgebenden echoreicheren Bindegewebe sehr gut abhebt. Als erster führte E. W. Breitbart Untersuchungen mit dem A-Scan bereits zu Beginn der 80er Jahre durch und fand, daß die Tumordicke von Melanomen sich mittels dieser Methode gut voraussagen ließ [4].

In der Folgezeit haben sich eine Reihe weiterer Gruppen mit der präoperativen Vermessung der Tumordicke maligner Melanome beschäftigt. Dafür kamen schließlich auch Geräte zur Anwendung, die mit einem B-Scan ausgestattet waren. Insgesamt konnten die ersten Ergebnisse von Breitbart et al. im wesentlichen bestätigt werden: Nahezu alle Untersuchungen zeigten eine enge Korrelation der sonomorphologisch gemessenen Tumordicke mit der am histologischen Präparat ermittelten Tumordicke beim malignen Melanom [8, 10, 13, 15, 20, 23, 35, 37].

Es wurde ebenfalls erkannt, daß die Darstellung von Melanom-Metastasen im kutanen und subkutanen Gewebe sowie in Lymphknoten mit der Ultraschalltechnik gut möglich ist. Die Einführung dieser Techniken in die Nachsorge des malignen Melanoms wurde deshalb vorgeschlagen [9, 10, 13, 16].

Dieser Bereich wurde später durch die Anwendung von niedrigfrequenteren Schallköpfen mit 7,5–10 MHz weiter ausgebaut.

Darstellung nicht melanozytärer Hauttumoren mittels hochauflösendem Ultraschall

Es lag nahe, auch gutartige und epitheliale Hauttumoren mittels des hochauflösenden Ultraschalls zu untersuchen. Hierbei zeigte sich, daß die differentialdiagnostischen Möglichkeiten des Einsatzes dieser Methoden begrenzt waren. Differentialdiagnostisch konnten seborrhoische Keratosen von melanozytären Läsionen unterschieden werden. Erstere zeigten eine starke Schallreflexion beim Eintritt des Ultraschalls in die Haut mit einem nachfolgenden Schallschatten. Melanozytäre Läsionen dagegen zeigten gut abgegrenzte echoarme Bezirke.

Auch Basalzellkarzinome und Plattenepithelkarzinome konnten mit dieser Technik dargestellt werden. Sie imponierten ebenfalls als echoarme Bezirke in der Haut. Die Abgrenzung war aber nicht genau so gut wie bei melanozytären Tumoren möglich.

Bei Karzinomen der Haut blieb es insgesamt umstritten, ob mittels der Sonographie eine exakte präoperative Bestimmung der Ausdehnung von

Basalzell- und Plattenepithelkarzinomen möglich ist. Sicher können Hinweise auf klinisch nicht sichtbare Anteile durch die sonographische Untersuchung gewonnen werden. Der Einsatz der histologischen Schnittrandkontrolle ist aber bei größeren Tumoren in jedem Fall erforderlich.

Entwicklung der Lymphknotensonographie in der Nachsorge des Melanoms

Die Aktivitäten der dermatologischen Onkologie konzentrierten sich zu einem großen Teil auf die Nachsorge des malignen Melanoms. Die frühzeitige Erkennung einer Lymphknotenmetastasierung gehörte zu den wichtigsten Zielen der Nachsorge. Die Einführung der Lymphknotensonographie zur Darstellung echoarmer Bezirke in Lymphknoten oder vollständig echoarmer Lymphknoten war deshalb eine konsequente Fortentwicklung der Anwendungen des Ultraschalls in der Dermatologie. Die Lymphknotensonographie mittels 7,5–10 MHz-Sonden wurde Ende der 80er Jahre in verschiedenen dermatologischen Zentren eingeführt [22, 36]. Hier zeigte sich bald, daß die Sonographie im frühzeitigen Nachweis eines metastatischen Lymphknotenbefalls der Palpation überlegen war. Etwa 1/3 der metastatisch befallenen Lymphknoten konnten mittels Sonographie erkannt werden, solange sie noch nicht palpabel waren [3, 24, 25].

Die Sonographie der Lymphknoten ist allerdings eine Methode, die eingehende Kenntnisse und Erfahrungen voraussetzt. Hier sind sowohl Fallstricke bei der Interpretation der sonographischen Bilder als auch Erfahrungen in der Interpretation der Krankheitsverläufe erforderlich. Bei sonographischem Verdacht auf eine Metastasierung ist eine frühzeitige Klärung durch Operation und histologische Untersuchung anzustreben [6].

Sonographische Untersuchungen zur Quantifizierung von Epikutantest-Reaktionen

Entzündliche Infiltrate in der Haut stellen sich ähnlich wie Tumoren als echoarme Bezirke dar. Daher lag es nahe, eine Vermessung entzündlicher Infiltrate mittels Ultraschall zu versuchen. Dieses bot sich insbesondere für eine Quantifizierung von Epikutantest-Reaktionen an. Diese Verfahren wurden zuerst in Dänemark und in Italien eingeführt, in Deutschland besitzt dieses Vorgehen noch eine geringe Verbreitung [1, 2, 28]. Insbesondere S. Seidenari aus Modena hat sich mit der Vermessung entzündlicher Infiltrate als auch von Ödemen im Rahmen von Epikutantesten befaßt [28, 29, 30, 31]. Weiterhin entwickelte sie damit auch quantifizierbare Meßmethoden, um die antientzündliche Potenz von Kortikosteroiden abzuschätzen. Diese Methoden wurden später auch von anderen Untersuchern aufgegriffen [19, 31, 32].

Sonographische Untersuchungen bei entzündlichen Dermatosen

Nachdem Epikutantestreaktionen und das damit einhergehende entzündliche Infiltrat vermessen worden waren, lag es nahe, auch die Infiltrate bei anderen entzündlichen Dermatosen zu untersuchen. Hier war zwar nicht zu erwarten, daß dadurch differentialdiagnostische Unterscheidungen getroffen werden konnten. Aber für die Verlaufskontrolle entzündlicher Dermatosen bot die Vermessung der Mächtigkeit des Infiltrates mit den sensitiven sonographischen Methoden ein interessantes Betätigungsfeld. Diese Messungen wurden zunächst bei der Psoriasis durchgeführt. Dazu sind seit Beginn der 90er Jahre eine Reihe von Arbeiten erschienen. Der Schwerpunkt lag dabei darauf, die Krankheitsaktivität mittels der sonographischen Untersuchung zu klassifizieren und Verlaufskontrollen für den therapeutischen Erfolg einer Behandlung zu ermöglichen [7, 11, 39].

Ultraschalluntersuchungen bei sklerodermiformen Hautveränderungen und anderen Dermatosen

Die ersten Untersuchungen mit dem hochauflösenden Ultraschall überhaupt waren zur Vermessung der Dicke der Haut durchgeführt worden. Bei Erkrankungen, bei denen Veränderungen der Dicke der Haut wie bei sklerodermiformen Hauterkrankungen (systemische oder zirkumskripte Sklerodermie) vorliegen, lag es nahe, diese mittels hochauflösendem Ultraschall zu untersuchen. In der Tat läßt sich die Verdickung der Haut bei der systemischen Sklerodermie oder der Morphea mittels des hochauflösenden Ultraschalls gut darstellen. Diese Methode wurde deshalb in Untersuchungen herangezogen, bei denen der Einfluß von Therapieverfahren auf die genannten Krankheitsbilder untersucht werden sollte [14, 18, 21, 27, 40]. Auch für die Darstellung und die Beurteilung des Krankheitsverlaufes bei anderen Dermatosen wurde der hochauflösende Ultraschall eingesetzt. So setzten Schmeller et al. den hochauflösenden Ultraschall für die Darstellung der Dermatoliposklerose ein [26, 41]. Jemec et al. verwandten den hochauflösenden Ultraschall für die Darstellung der Hidradenitis suppurativa. Sie zeigten, daß Form und Größe der Haarfollikel bei dieser Erkrankung sich signifikant von der bei Gesunden unterscheiden [17]. Der Einsatz des hochauflösenden Ultraschalls für weitere dermatologische Krankheitsbilder ist denkbar und wird sicher in der Zukunft erprobt werden.

Ausblick

Einen festen Platz in der dermatologischen Diagnostik hat heute die Lymphknotensonographie in der Nachsorge des malignen Melanoms eingenommen. Dieses wird allerdings hauptsächlich an Kliniken betrieben. Dabei erfolgt der Einsatz wahrscheinlich ebenso häufig in der Radiologie wie in der Dermatologie. Es wurde bereits dargestellt, daß dieses Verfahren eingehende Kenntnisse und umfangreiche Erfahrungen erfordert, damit die Befunde adäquat interpretiert werden können. Inzwischen wurde dieses Verfahren auch in eine zunehmende Zahl dermatologischer Praxen eingeführt. Hier werden zumeist Geräte verwendet, die auch für die phlebologische Diagnostik mit einem Dopplermodus eingesetzt werden können.

Die hochauflösende Ultraschalldiagnostik wurde zuerst im wesentlichen bei Hauttumoren angewendet. Dieses Anwendungsgebiet ist klein und bleibt auf gelegentliche präoperative Untersuchungen von Hauttumoren begrenzt. Insofern wurde unter diesem Gesichtspunkt am Wert der hochauflösenden Sonographie in der Dermatologie nicht selten gezweifelt. Inzwischen haben sich aber mit der Anwendung bei entzündlichen Dermatosen eine Reihe neuer Aspekte ergeben. So ist es möglich geworden, den Schweregrad entzündlicher Dermatosen mit diesen Methoden zu klassifizieren. Weiterhin ist es möglich, den therapeutischen Verlauf im Detail zu beobachten.

Neue Entwicklungsmöglichkeiten haben sich dadurch ergeben, daß 1996 in Deutschland die Möglichkeit zur Abrechnung von Ultraschalluntersuchungen der Haut, Subkutis und Lymphknoten im EBM eingeführt wurde. Damit ist die prinzipielle Voraussetzung gegeben, daß sich die Anschaffung entsprechender Geräte durch Abrechnung der entsprechenden Ziffern amortisieren kann. Für die Abrechnung ist allerdings der Nachweis spezieller Kenntnisse und Erfahrungen in Form einer KV-Qualifikation erforderlich. Auf die Einzelheiten dieses Verfahrens wird in diesem Buch eingegangen. Hier kann nur dazu ermutigt werden, die Möglichkeiten dieses Verfahrens in der Praxis weiter zu entwickeln.

Langfristig ist damit zu rechnen, daß noch höher auflösende Ultraschallsysteme mit 40-100 MHz-Schallköpfen entwickelt werden [12, 38]. Ob das höhere Auflösungsvermögen tatsächlich Vorteile bringen wird, bleibt abzuwarten. Eine weitere wichtige Entwicklung ist sicherlich, daß in Zukunft die Geräte voraussichtlich billiger werden. Es bleibt zu hoffen, daß die Verbreitung des Ultraschalls in der Dermatologie dadurch gefördert werden wird.

Literatur

1. Agner T, Serup J (1989) Skin reactions to irritants assessed by non-invasive bioengineering methods. Contact Dermatitis 20:352-359
2. Agner T, Serup J (1990) Individual and instrumental variations in irritant patch-test reactions – clinical evaluation and quantification by bioengineering methods. Clin Exp Dermatol 15:29-33
3. Binder M, Kittler H, Steiner A, Dorffner R, Wolff K, Pehamberger H (1997) Lymph node sonography versus palpation for detecting recurrent disease in patients with malignant melanoma. Eur J Cancer 33:1805-1808
4. Breitbart EW, Hicks R, Rehpenning W (1986) Möglichkeiten der Ultraschalldiagnostik in der Dermatologie. Z Hautkr 61:522-526

5. Breitbart EW, Rehpenning W (1983) Möglichkeiten und Grenzen der Ultraschalldiagnostik zur in vivo Bestimmung der Invasionstiefe des malignen Melanoms. Z Hautkr 58:975–984, 987
6. Carl M, Stroebel W, Rassner G, Garbe C (1997) Zur Schwierigkeit der sonographischen Diagnose von Lymphknotenmetastasen des malignen Melanoms bei protrahiertem Tumorwachstum. Hautarzt 48:234–239
7. Di-Nardo A, Seidenari S, Giannetti A (1992) B-scanning evaluation with image analysis of psoriatic skin. Exp Dermatol 1:121–125
8. Dummer W, Blaheta HJ, Bastian BC, Schenk T, Brocker EV, Remy W (1995) Preoperative characterization of pigmented skin lesions by epiluminescence microscopy and high-frequency ultrasound. Arch Dermatol 131:279–285
9. Gupta AK, Turnbull DH, Foster FS, Harasiewicz KA, Shum DT, Prussick R, Watteel GN, Hurst LN, Sauder DN (1996) High frequency 40-MHz ultrasound. A possible noninvasive method for the assessment of the boundary of basal cell carcinomas. Dermatol Surg 22:131–136
10. Harland CC, Bamber JC, Gusterson BA, Mortimer PS (1993) High frequency, high resolution B-scan ultrasound in the assessment of skin tumours. Br J Dermatol 128:525–532
11. Hoffmann K, Dirschka T, Schwarze H, el-Gammal S, Matthes U, Hoffmann A, Altmeyer P (1995) 20 MHz sonography, colorimetry and image analysis in the evaluation of psoriasis vulgaris. J Dermatol Sci 9:103–110
12. Hoffmann K, Dirting K, Stucker M, el-Gammal S, Wilmert M, Altmeyer WP (1994) Geschichte der hochfrequenten Sonographie. Ultraschall Med 15:192–197
13. Hoffmann K, el-Gammal S, Matthes U, Altmeyer P (1989) Digitale 20 MHz-Sonographie der Haut in der präoperativen Diagnostik. Z Hautkr 64:851–858
14. Hoffmann K, Gerbaulet U, el-Gammal S, Altmeyer P (1991) 20-MHz B-mode ultrasound in monitoring the course of localized scleroderma (morphea). Acta Derm Venereol Suppl Stockh 164:3–16
15. Hoffmann K, Jung J, el-Gammal S, Altmeyer P (1992) Malignant melanoma in 20-MHz B scan sonography. Dermatology 185:49–55
16. Hoffmann K, Stucker M, el-Gammal S, Altmeyer P (1990) Digitale 20-MHz-Sonographie des Basalioms im B-scan. Hautarzt 41:333–339
17. Jemec GB, Gniadecka M (1997) Ultrasound examination of hair follicles in hidradenitis suppurativa. Arch Dermatol 133:967–970
18. Kerscher M, Volkenandt M, Gruss C, Reuther T, von Kobyletzki G, Freitag M, Dirschka T, Altmeyer P (1998) Low-dose UVA phototherapy for treatment of localized scleroderma. J Am Acad Dermatol 38:21–26
19. Korting HC, Vieluf D, Kerscher M (1992) 0.25% prednicarbate cream and the corresponding vehicle induce less skin atrophy than 0.1% betamethasone-17-valerate cream and 0.05% clobetasol-17-propionate cream. Eur J Clin Pharmacol 42:159–161
20. Kraus W, Nake EA, Schramm P (1985) Diagnostische Fortschritte bei malignen Melanomen durch die hochauflösende Real-Time-Sonographie. Hautarzt 36:386–392
21. Levy JJ, Gassmuller J, Audring H, Brenke A, Albrecht NH (1993) Darstellung der subkutanen Atrophie bei der zirkumskripten Sklerodermie im 20-MHz-B-scan Ultraschall. Hautarzt 44:446–451
22. Lohnert JD, Bongartz G, Wernecke K, Peters PE, Macher E, Bröcker EB (1988) Sensitivität und Spezifität der sonographischen Lymphknotendiagnostik beim malignen Melanom. Radiologe 28:317–319
23. Nessi R, Blanc M, Bosco M, Dameno S, Venegoni A, Betti R, Bencini PL, Crosti C, Uslenghi C (1991) Skin ultrasound in dermatologic surgical planning. J Dermatol Surg Oncol 17:38–43

24. Prayer L, Winkelbauer F, Gritzmann N, Weislein H, Helmer M, Pehamberger H (1989) Untersuchung der primären Lymphknotenstationen beim malignen Melanom mittels hochauflösender Real-time-Sonographie – Stellenwert und Indikation. Röfo Fortschr Geb Röntgenstr Neuen Bildgeb Verfahr 151:294–297
25. Prayer L, Winkelbauer H, Gritzmann N, Winkelbauer F, Helmer M, Pehamberger H (1990) Sonography versus palpation in the detection of regional lymph-node metastases in patients with malignant melanoma. Eur J Cancer 26:827–830
26. Schmeller W, Welzel J, Plettenberg A (1993) Lokalisation und Ausprägungsgrad der Dermatoliposklerose lassen sich mittels 20 MHz-Sonographie gut beurteilen. Vasa 22:219–226
27. Seidenari S, Belletti B, Conti A (1996) A quantitative description of echographic images of sclerotic skin in patients with systemic sclerosis, as assessed by computerized image analysis on 20 MHz B-scan recordings. Acta Derm Venereol 76:361–364
28. Seidenari S, Di-Nardo A (1991) A new image analysis system for the assessment of allergic patch test reactions recorded by B scanning. Contact Dermatitis 25:329
29. Seidenari S, Di-Nardo A (1992b) B scanning evaluation of allergic reactions with binary transformation and image analysis. Acta Derm Venereol Suppl Stockh 175:3–7
30. Seidenari S, Di-Nardo A (1992a) B scanning evaluation of irritant reactions with binary transformation and image analysis. Acta Derm Venereol Suppl Stockh 175:9–13
31. Seidenari S, Di-Nardo A (1992) Echographic evaluation of corticosteroid inhibition of allergic patch test reactions. Contact Dermatitis 26:212–213
32. Seidenari S, Di-Nardo A, Giannetti A (1993) Assessment of topical corticosteroid activity on experimentally induced contact dermatitis: echographic evaluation with binary transformation and image analysis. Skin Pharmacol 6:85–91
33. Seidenari S, Di-Nardo A, Pepe P, Giannetti A (1991) Ultrasound B scanning with image analysis for assessment of allergic patch test reactions. Contact Dermatitis 24:216–222
34. Seidenari S, Turnaturi C, Motolese A, Pepe P (1992) Echographic evaluation of edema induced by patch test chambers. Contact Dermatitis 27:331–332
35. Shafir R, Itzchak Y, Heyman Z, Azizi E, Tsur H, Hiss J (1984) Preoperative ultrasonic measurements of the thickness of cutaneous malignant melanoma. J Ultrasound Med 3:205–208
36. Stutte H, Erbe S, Rassner G (1989) Lymphknotensonographie in der Nachsorge des malignen Melanoms. Hautarzt 40:344–349
37. Tacke J, Haagen G, Hornstein OP, Huettinger G, Kiesewetter F, Schell H, Diepgen TL (1995) Clinical relevance of sonometry-derived tumour thickness in malignant melanoma – a statistical analysis. Br J Dermatol 132:209–214
38. Turnbull DH, Starkoski BG, Harasiewicz KA, Semple JL, From L, Gupta AK, Sauder DN, Foster FS (1995) A 40-100 MHz B-scan ultrasound backscatter microscope for skin imaging. Ultrasound Med Biol 21:79–88
39. Vaillant L, Berson M, Machet L, Callens A, Pourcelot L, Lorette G (1994) Ultrasound imaging of psoriatic skin: a noninvasive technique to evaluate treatment of psoriasis. Int J Dermatol 33:786–790
40. von Kobyletzki G, Freitag M, Hoffmann K, Altmeyer P, Kerscher M (1997) Balneophotochemotherapie mit 8-Methoxypsoralen bei Lichen sclerosus et atrophicus. Hautarzt 48:488–491
41. Welzel J, Schmeller W, Plettenberg A (1994) Dermatoliposklerose in der 20 MHz-Sonographie. Hautarzt 45:630–634.

2 Physikalische Grundlagen des Ultraschalls und der Einsatz verschiedener Ultraschallköpfe

A. Blum

Im folgenden Kapitel werden die physikalischen Grundlagen des Ultraschalls erklärt und die daraus resultierenden Einsatzmöglichkeiten der verschiedenen Schallköpfe.

Physikalische Effekte der Schallausbreitung

Die Sonographie basiert auf der Aussendung von Ultraschallwellen und deren Reflexion an Grenzflächen aufgrund unterschiedlicher Schallwellenwiderstände. Ultraschallwellen sind Longitudinalwellen, die sich durch Verdichtungen und Verdünnungen des jeweiligen Übertragungsmediums in Übertragungsrichtung sowie durch deren für das Medium typischen Ausbreitungsgeschwindigkeit v in der Ausbreitungsrichtung auszeichnen (Abb. 1, Tabelle 1). Die Schallausbreitungsgeschwindigkeit ist in den Ultraschallgeräten für medizinische Diagnostik auf v = 1540 m/s geeicht, die dem Mittelwert der Ausbreitungsgeschwindigkeit in Weichteilgewebe und Flüssigkeit entspricht. Die Schallgeschwindigkeit v beschreibt die Ausbreitung eines Zustandes, ist jedoch nicht die Geschwindigkeit der in diesem Zustand weitergeleiteten Moleküle oder Atome. Diese schwingen lediglich um ihre Ruhelage mit einer Beschleunigung in der Größenordnung der 10^5-fachen Erdbeschleunigung (Abb. 1).

Reflexion und Echointensität E der Ultraschallwellen sind abhängig von der Laufzeit t, der Impedanz Z und Faktoren der Schallausbreitung. Die Laufzeit t wird von der Aussendung des Schallimpulses bis zum Empfang der Reflexion ($2s = v \times t$) gemessen. Die Impedanz Z, der akustische Schallwellenwiderstand, ist als Produkt aus der Dichte ρ des leitenden Mediums und der Schallausbreitungsgeschwindigkeit v definiert ($Z = \rho \times v$). In einem homogenen Medium, z.B. in Wasser, breitet sich die Schallwelle und entsprechend die Reflexion gradlinig und ungestört aus. Bei der Ausbreitung in biologischen Geweben wird die Schallwelle durch Absorption (Umwandlung der kinetischen Energie der Atome in Wärme) abgeschwächt. Hierbei gilt mit exponentiellem Verlauf das allgemeine Absorptionsgesetz ($I = I_0 \times e^{-2\alpha x}$; I_0 = emittierte Energie; α = frequenzabhängige Gewebskonstante) in Abhängigkeit der durchlaufenen Strecke. Somit führt die Beschallung eines Organs immer zu einer, wenn auch geringen Temperaturerhö-

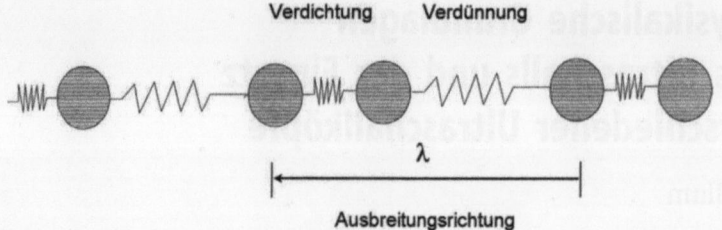

Abb. 1. Ausbreitung einer Longitudinalwelle in einem Medium mit jeweiliger Verdichtung bzw. Verdünnung

Tabelle 1. Schallgeschwindigkeit v, Dichte ρ und Impedanz Z in verschiedenen Medien

Gewebe	v bei 1 MHz (m/s)	ρ (g/cm^3)	Z (gcm^{-2}s^{-1})
Blut	1530	0,999	1,62
Wasser (20° C)	1492	0,997	1,49
Fett	1476	0,928	1,37
Muskel	1568	1,058	1,66
Knochen	3360	1,85	6,2
Luft	331	0,0012	41,3 × 10^{-5}

hung. Mit zunehmender Mittenfrequenz steigen die Absorptionsverluste im zu untersuchenden Gewebe, so daß die Ultraschallfrequenz der jeweiligen Untersuchungstiefe angepaßt werden muß: für das Abdomen werden 3,5–5 MHz eingesetzt, für die regionären Lymphknotenstationen und die Subkutis 7,5–10 MHz, für das Korium und Anteile der Subkutis 20 MHz, für das Korium und die Epidermis 50 MHz und experimentell inzwischen bis 150 MHz [1].

Eine weitere Dämpfung der Echointensität E tritt an Grenzflächen auf, an denen zum Teil eine Reflexion, eine Brechung bzw. Transmission erfolgen (Abb. 2). Diese sind abhängig vom Einfallswinkel α und der Impedanz Z beider Medien. Ist der Impedanzunterschied beider Medien gering (z. B. zwischen Wasser und Weichteilgewebe), wird mehr Schallenergie transmittiert und wenig reflektiert; an Grenzflächen mit einem hohem Impedanzunterschied (z. B. beim Übergang von Weichteilgewebe zum Knochen) ist die Reflexion hoch und die Transmission gering. Die Reflexion erfolgt entsprechend dem Reflexionsgesetz (Eintrittswinkel α = Austrittswinkel β) (Abb. 2).

Eine weitere Beeinflussung der Echointensität E erfolgt durch die Streuung als ungerichtete Reflexion der Ultraschallwellen im Gewebe. Ein Teil der Ultraschallwellen wird durch die schräg zur Ausbreitungsrichtung des Schalls verlaufenden Grenzflächen in eine nicht vorhersehbare Raumrichtung abgelenkt und gelangt nicht mehr zum Schallkopf zurück. Hingegen

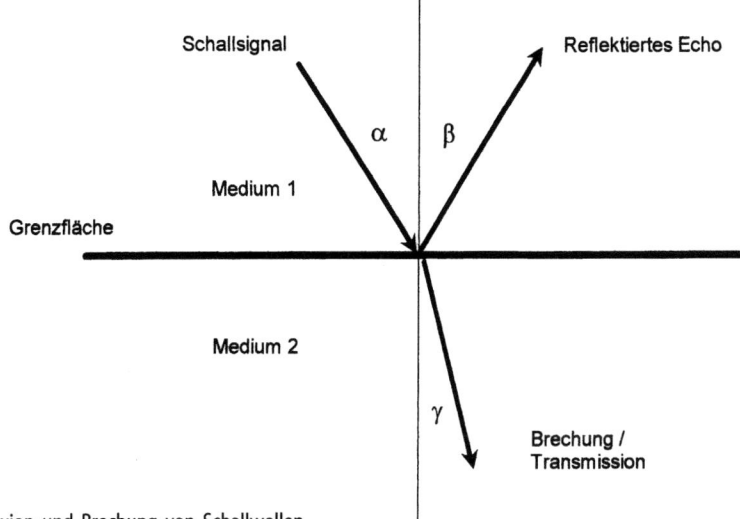

Abb. 2. Reflexion und Brechung von Schallwellen

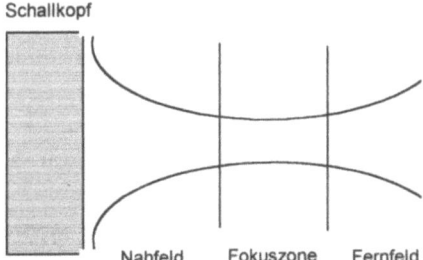

Abb. 3. Aufbau des Schallfeldes

werden Echos von Grenzflächen erfaßt, die nicht senkrecht zur Schalleinrichtung stehen und nach dem Reflexionsgesetz nicht abgebildet sein dürften. Der größte Teil des vom Schallkopf empfangenen Echos kommt nicht durch die Reflexion, sondern durch die Streuung zustande, da die Mehrzahl der abgebildeten Grenzflächen nicht senkrecht von den Ultraschallwellen getroffen werden. Die diagnostische Bildgebung des Ultraschalls beruht auf diesem physikalischen Phänomen.

Die Schallausbreitung und somit die Schallintensität wird außerdem durch die Beugung beeinflußt. Ein typisches Schallfeld, keulenförmig abgestrahlt, gliedert sich in ein Nahfeld, eine Fokuszone und ein Fernfeld auf (Abb. 3). Im Nahfeld zeigen sich die stärksten Intensitätsschwankungen des Schalles, in der Fokuszone besteht die kleinste Bündelbreite und die beste Ortsauflösung und im Fernfeld eine starke Divergenz der Schallbündel.

Das Auflösungsvermögen bestimmt den Informationsgehalt eines Ultraschallbildes. Das Auflösungsvermögen ist als kleinste Entfernung zweier Objektpunkte, die gerade noch getrennt im Ultraschallbild dargestellt werden können, definiert. Die axiale Auflösung ist die Tiefenauflösung bzw.

das Auflösungsvermögen in Schallrichtung. Hierbei gilt, daß Punkte, die kleiner als die verwendete Wellenlänge λ sind, nicht abgebildet werden können. Somit ist die Tiefenauflösung abhängig von der Wellenlänge λ. Die Bandbreite des Ultraschalltransducers bestimmt die axiale Auflösung im Ultraschallbild. Bei einer Sonde von 7,5 MHz beträgt gemäß der Formel $v = \lambda \times f$ die axiale Auflösung $\lambda = 0{,}20$ mm, bei 10 MHz beträgt $\lambda = 0{,}15$ mm, bei 20 MHz ist $\lambda = 0{,}07$ mm und bei 50 MHz beträgt $\lambda = 0{,}03$ mm. Die laterale Auflösung ist das Auflösungsvermögen quer zur Schallrichtung. Sie ist sowohl von der Breite des Ultraschallfeldes als auch von der Zeilendichte des Monitors abhängig. Zwischen dem Durchmesser D des Schallkopfes, der Wellenlänge λ und einem Divergenzwinkel α_0 besteht die Beziehung: $\lambda = D \times \sin \cdot \alpha_0$. Die laterale Auflösung wird besser, wenn die abgestrahlte Wellenlänge klein, d.h. die Mittenfrequenz f hoch ist, und der Durchmesser D des Transducers möglichst groß ist. Im Bereich der Fokuszone erreicht der Schallimpuls eine minimale laterale Ausdehnung von $3{-}4 \times \lambda$, somit ist die laterale Auflösung dort am größten (Abb. 3). Durch elektronische Fokussierung wird die optimale Bündelung des Schallstrahls erreicht und die Bildauflösung einer Zielstruktur durch Verschiebung der Fokuszone optimiert. Das laterale Auflösungsvermögen bei 7,5 MHz liegt bei ca. 1–2 mm. Dadurch ist eine genaue Darstellung von Strukturen ab 2–3 mm gewährleistet. Bei 20 MHz liegt die laterale Auflösung hingegen bei 0,2 mm.

Technische Grundlagen

Impuls-Echo-Verfahren. In der medizinischen Ultraschalldiagnostik werden Schallwellen in der Regel durch piezoelektrische Kristalle erzeugt, die synchronisiert als Sender und Empfänger arbeiten. Über die Zeit vom Aussenden der Schallwelle bis zum Empfang der reflektierten Welle kann die Entfernung zwischen Piezokristall und reflektierendem Medium bestimmt werden ($2s = v \times t$).

Bildaufbauverfahren. A-Mode (Amplitude): Die Echosignale werden als Amplituden auf einer Null-Linie eines Oszillographen intensitäts- und laufzeitabhängig als eindimensionale Information wiedergegeben.

B-Mode (Brightness): Der Ultraschall wird dazu von elektronisch zusammengeschalteten Kristallanordnungen, sogenannten Arrays, emittiert. Es erfolgt die Darstellung der intensitätsbezogenen Grauwerte der jeweiligen Bildpunkte, laufzeitbezogen auf der Abszisse eines Oszillographen. Mehrere B-Linien werden zum zweidimensionalen B-Scan kombiniert wiedergegeben. Mit einer Bildabfolge von 25–30/s entsteht ein Echtzeitbild. Die sonographische Darstellung von Subkutis und Lymphknoten erfolgt heute mit „real-time-scannern" im B-Bild-Verfahren.

Nach der Bildabtastung werden verschiedene Scanverfahren unterschieden:

- Linear- oder Parallelscan (linear array): Die Sonde besteht aus meist 128 bzw. 256 kleinen Kristallen, die gruppiert in parallelen Zeilen abwechselnd Impulse senden und empfangen. Diese Anordnung ermöglicht eine homogene Auflösung im gesamten Bild. Damit ist diese Sonde für die Weichteil- und Lymphknotensonographie besonders geeignet.
- Konvexscan (curved array): Die Kristalle sind in elektronischer Schaltung auf einer konvexen Oberfläche gruppiert angeordnet. Die Schallabstrahlung erfolgt in einem Winkel von 60–90 Grad. Dadurch entsteht eine kleinere, gebogene Ankopplungsfläche bei verbreiterter Darstellung in der Tiefe.
- Sektorscan: Die Krümmung der Sonde liegt unter 2,5 cm. Dadurch ist der Abstrahlwinkel größer als 90 Grad, die Abbildungsbreite im Nahbereich gering. Bei mechanischer Ausstattung bewegt sich ein Kristall (Wobbler) radiär über das Schallfeld. In der elektronischen Variante werden bis zu 128 Kristalle über das radiäre Feld geschwenkt (phased array).

M-Mode (Motion): Rasche Änderung der Echosignale werden längs einer Achse in einem Zeit-Tiefen-Diagramm dargestellt (Anwendung z. B. in der Kardiologie).

Die verschiedenen Schallköpfe und die daraus resultierende Indikation

Für die Sonographie der Lymphknoten und der Subkutis eignen sich Geräte, die mit Sonden der Frequenzen zwischen 5 bis 15 MHz – optimal mit 7,5 bis 10 MHz – ausgestattet sind. Lineare oder Konvex-Sonden sind für die Darstellung oberflächennaher Lymphknoten gut geeignet. Bei linearen Sonden ist die elektronische Fokussierung variabel und beginnt im Nahbereich bei 0,5 cm. Daher kann auf Wasservorlaufstrecken oder Gelplatten für die oberflächennahe Gewebedifferenzierung ab der Dermis verzichtet werden, was die großflächige Beurteilung, z. B. der Transitstrecke zwischen der Narbe des Primärtumors und der regionären Lymphknotenstation, erleichtert.

Für die Sonographie der Haut sind Geräte mit Mittenfrequenzen zwischen 20 bis 50 MHz verfügbar. Ein Transducer fährt eine Strecke von ca. 12 bis 30 mm mit konstanter Mittenfrequenz ab und stellt analog dem B-Mode das untersuchte Gebiet im Sinne eines Linearscans dar. Zwischen dem sich bewegenden Schallkopf und der Haut wird eine geräteabhängige Wasservorlaufstrecke benötigt. Diese gewährleistet, daß sich die Fokuszone genau im oberen bzw. obersten Hautniveau befindet, also genau in dem Gebiet, das untersucht werden soll. Mit 20 MHz kann im Bereich von 10–12 mm das Korium und die Subkutis dargestellt werden. Die Epidermis wird durch das Eintrittsecho „Wasser – Stratum corneum" überstrahlt und ist somit kaum beurteilbar. Bei fokussierter detaillierter Darstellung können eine verbreiterte, akanthotische Epidermis, die Papillen im Übergang von Epidermis zum Korium und teilweise intraepidermale Blasen dargestellt werden. Eine weitere Darstellung der epidermalen Strukturen ist mit 20 MHz nicht möglich. Geräte mit 50 MHz vermögen dies teilweise, da ihre Fokuszone mehr im Bereich von Epidermis und Korium liegt, hingegen nicht mehr im Bereich Korium und Subkutis. Experimentell können mit einer Mittenfrequenz von 100 MHz und mehr die verschiedenen Schichten der Epidermis dargestellt werden, wobei zelluläre Details der Epidermis aufgrund der zu geringen lateralen Auflösung und tiefere Strukturen wegen der geringen Eindringtiefe der Schallwellen nicht mehr darstellbar sind. Die Histologie ist daher weiterhin als „Goldstandard" zu sehen.

An jedem Ultraschallgerät gibt es geräte- und softwarespezifische Modifikationsmöglichkeiten. Vor jeder Untersuchung erfolgt die geeignete Voreinstellung, das sogenannte „preset", je nach Patient und Fragestellung modifizierbar. Im „Preprocessing" werden u.a. die Sendeintensität, die tiefenselektive Verstärkung (TGC [time-gain-compensation], siehe unten), Fokusanzahl und -position, Bildbreite und -ausschnitt, Liniendichte u.a. eingestellt. Bedingt durch Absorption und Dämpfung im Gewebe haben die länger laufenden Echoimpulse aus tieferliegenden Gewebestrukturen eine geringere Intensität als die Echos aus dem Nahbereich. Dieser Effekt wird durch die TGC-Einrichtung korrigiert, indem später eintreffende Signale höher verstärkt werden. Diese Intensitätskorrektur kann neben der elektronischen Voreinstellung im Gerät manuell durch tiefenadaptierte Schieberegler am Ultraschallgerät individuell variiert werden. Sie ermöglicht eine gleichmäßige Darstellung über die gesamte Abbildungsbreite. Für spezifische Untersuchungsbedingungen (z.B. bei Adipositas) wird die Gesamtverstärkung (Gain) adaptiert, um eine gleichmäßige Intensität aller Empfangssignale in der gesamten Abbildungstiefe zu erhalten. Die Ultraschallbilder werden gespeichert und bestimmte Bildausschnitte können einem „Postprocessing", z.B. Zoomauswahl, Zahl der Grauwerte, Kontrastverstärkung u.a. unterzogen werden.

Weiterführende Literatur

1. Altmeyer P, el-Gammal S, Hoffmann K (eds.) Ultrasound in Dermatology. Springer, Berlin Heidelberg New York, 1992
2. Anonymus. Ultraschall Lexikon. Blackwell Wissenschaftsverlag, Berlin Wien, 1996
3. Braun B, Günther R, Schwerk WB (Hrsg.) Ultraschalldiagnostik. Lehrbuch und Atlas. Ecomed, Landsberg/Lech, 1993
4. el Gammal S, Auer T, Hoffmann K et al. (1993) Grundlagen, Anwendungsgebiete und Grenzen des hochfrequenten (20–50 MHz) Ultraschalles in der Dermatologie. Z Hautkr 163:817–838
5. Schmidt G (Hrsg.) Checkliste Sonographie. Georg Thieme, Stuttgart, New York, 1997.

3 Artefakte des Ultraschalls

A. Blum und U. Schott

Einführung

Ultraschallbilder geben anatomische Gegebenheiten wieder. In Form von unterschiedlichen Echos werden die Größe, Lage, Form und Binnenstrukturen der jeweiligen Organe dargestellt. Bei der sonographischen Darstellung entstehen jedoch zahlreiche artifizielle und irreführende Echos. Somit entstehen im Rahmen der Ultraschalluntersuchung akustische Bilder mit und ohne anatomischem Korrelat. Die Bilder ohne Korrelat werden als „Kunstprodukte", als Bildartefakte bezeichnet (Tabelle 1). Dies ist ein durch die Methodik bedingtes Ergebnis, das mit einem Befund, einem reellen anatomischen Korrelat, verwechselt werden kann. Der Untersucher, der diese Artefakte nicht erkennt, kann möglicherweise Echos nicht reellen anatomischen Strukturen zuordnen und damit Fehldiagnosen stellen.

Entscheidend bei der Interpretation von Ultraschallbildern ist das Wissen, das Erkennen und die richtige Bewertung von Artefakten (Tabelle 1 und 2). Artefakte und deren richtige Interpretation können auch als diagnostisch wegweisende Bildinformationen genutzt werden.

Die Darstellung der Signalentstehung und Signalverarbeitung und deren Besonderheiten führen zu einem besseren Verständnis der Artefakte. Extrem kurze Ultraschallimpulse, so die Annahme, werden vom Schallkopf ausgesandt und breiten sich entlang einer gedachten Geraden aus. Organe und Strukturen leiten diese mit der gleichen Geschwindigkeit weiter. An jeder akustischen Grenzfläche wird ein kleiner Teil der Impulsenergie reflektiert, während der größere Anteil weiter läuft. Im Idealfall erreichen reflektierte Ultraschallwellen ohne weitere Reflexion wieder den Schallkopf.

In Wirklichkeit sind die vom Schallkopf ausgesandten Ultraschallwellen nicht extrem kurz, sondern diese schwingen mehr oder weniger stark nach. Die Ausbreitung erfolgt nicht auf einer eindimensionalen Linie, sondern in Form einer Schallkeule. Die Schalleitgeschwindigkeit ist zudem nicht in allen Geweben gleich. Reflektierte Grenzflächen können an anderen Stellen abgebildet werden, als es dem reellen Abstand zum Schallkopf entspricht. Schallwellen können des weiteren auf dem Weg zurück zum Schallkopf weiteren Reflexionen unterliegen. Echos können somit an Stellen beobachtet werden, an denen sich in Wirklichkeit keine akustische Grenzfläche befindet.

Tabelle 1. Übersicht der Artefakte in der Dermatologie (modifiziert nach Schmidt)

Bedeutsame Artefakte	Weniger bedeutsame Artefakte
Schallschattenartefakt	Laufzeitartefakt
Dorsale Schallverstärkung	Wiederholungsecho
Zystenrandschatten	Spiegelartefakt
Streuecho	
Schichtdickenartefakt	
Bogenartefakt	

Tabelle 2. Einteilung der Artefakte nach dem Erscheinungsbild (modifiziert nach Schmidt)

Echoreich	Echogleich	Echoarm bzw. -frei
Dorsale Schallverstärkung	Bewegungsartefakt	Schallschattenartefakt
Streuecho	Laufzeitartefakt	Zystenrandschatten
Schichtdickenartefakt	Spiegelartefakt	Spiegelartefakt
Wiederholungsecho	Doppelbilder	
Bogenartefakt		
Spiegelartefakt		

Artefakte sind einteilbar in geräte- oder einstellungsbedingte und als solche in Folge der Wechselwirkung von Ultraschallwellen mit dem Gewebe. Somit ist das Erkennen von Echos als Artefakt abhängig von der optimalen Geräteeinstellung, der Untersuchungstechnik und der Erfahrung des Untersuchers.

1. Schallschattenartefakte

Schallschattenartefakte entstehen, wenn Schallwellen an Grenzflächen hoher akustischer Impedanz extrem stark reflektiert (z.B. bei Luft) oder in einem Medium fast vollständig absorbiert werden (z.B. bei Knochen). Mangels dorsaler Schallenergie wird das dahinterliegende Gewebe nicht mehr durchschallt, Echos jenseits der Grenzfläche können nicht mehr registriert werden und somit erscheint dieses Gebiet schwarz oder echoleer (Abb. 1a, b und c). Auch tangential getroffenes Bindegewebe kann Schallschattenartefakte erzeugen.

2. Dorsale Schallverstärkung

Dies ist ein Phänomen bei der Durchschallung echofreier bzw. echoarmer Strukturen (z.B. bei Zysten, liquiden Strukturen, entzündlichen oder ho-

3 Artefakte des Ultraschalls 17

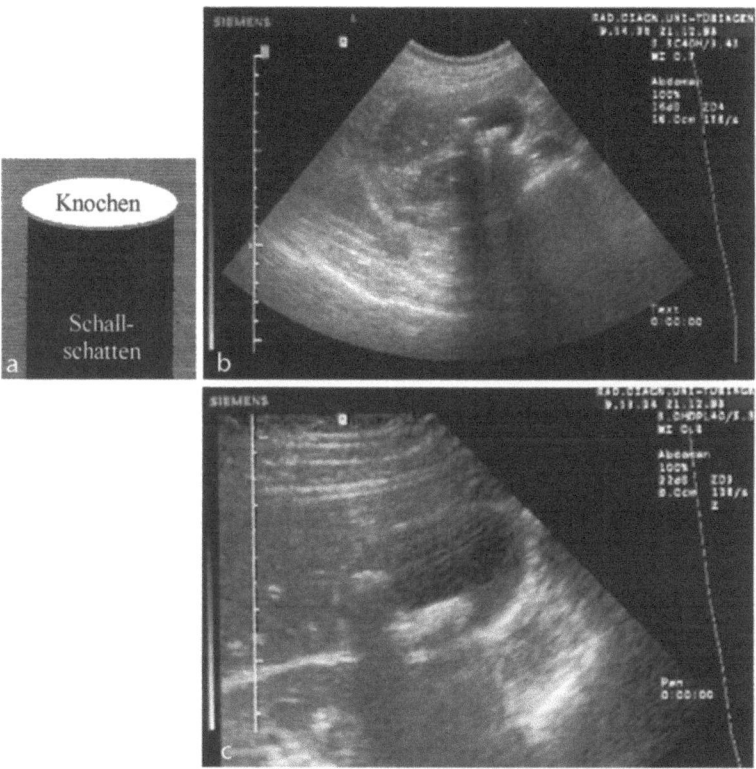

Abb. 1. a Schallschattenartefakte: starke Reflexion durch Luft, Knochen oder Konkremente. **b** Schallschattenartefakte: starke Reflexion durch Konkremente in der Gallenblase (Übersicht). **c** Schallschattenartefakte: starke Reflexion durch Konkremente in der Gallenblase (Detail)

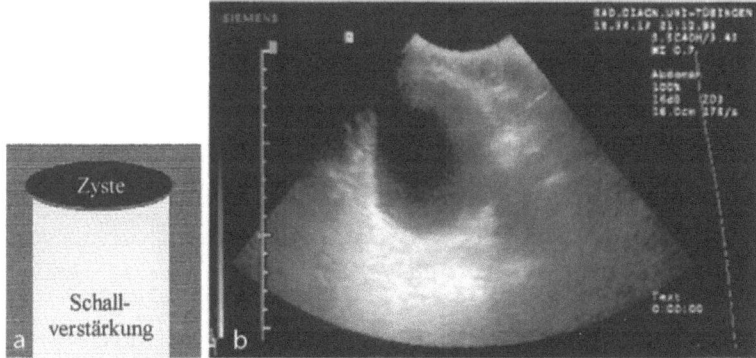

Abb. 2. a Dorsale Schallverstärkung (SV): die Schallwellen werden in Flüssigkeit weniger abgeschwächt, dafür entstehen dahinter echodichtere Schallimpulse. **b** Dorsale Schallverstärkung, bedingt durch eine Zyste

mogenen zellulären Infiltraten oder auch bei Metastasen). Der Energieverlust und somit die Dämpfung innerhalb dieser Struktur ist im Vergleich zum Nachbargewebe geringer, so daß dorsalseits eine relative Schallverstärkung resultiert. Das Gewebe erscheint dorsal der echoarmen Struktur echointensiver. Strenggenommen handelt es sich um eine geringe Schallschwächung durch die echofreie bzw. echoarme Struktur (Abb. 2a und b). Die dorsale Schallverstärkung kann die Beurteilung der jeweiligen Bezirke teilweise einschränken.

3. Zystenrandschatten

Diese entstehen bei tangentialem Auftreffen, Streuung, Brechung, Schallabschwächung oder -auslöschung des Schallstrahles am Rand flüssigkeitsgefüllter Strukturen (z.B. Zysten) als schmalbandige echoarme Streifen, häufig mit divergierender Form (Abb. 3a, b und c). Sie werden auch Abtropfphänomene genannt. Aufgrund der unterschiedlichen Schalleitgeschwindigkeiten von Zysteninhalt und der Umgebung wirken im Ultraschall flüssigkeitsgefüllte Ge-

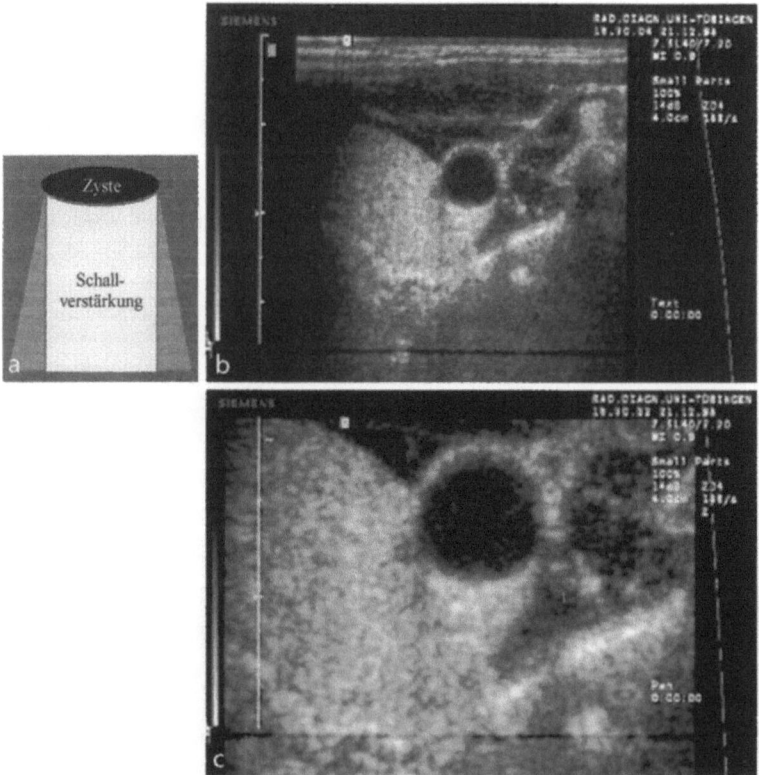

Abb. 3. a Zystenrandschatten. **b** Zystenrandschatten in Übersicht. **c** Zystenrandschatten im Detail

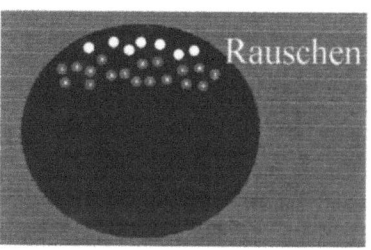

Abb. 4. Streuecho

bilde wie akustische Linsen. Diese Zystenrandschatten dürfen nicht mit den normalerweise stärkeren Schallschatten von Konkrementen verwechselt werden. Diagnostisch können Zystenrandschatten auch zur Differenzierung von Zysten und parenchymatösen Organen genutzt werden. Bei Zysten handelt es sich um ein klassisches sonographisches Kriterium, das in der zweiten Schnittebene immer gegenkontrolliert werden sollte.

4. Streuecho

Streuechos, auch als Rauschen definiert, sind durch elektronische Spannungsschwankungen hervorgerufene kleinste Lichtpunkte. Dies zeigt sich in Abhängigkeit von der eingestellten Verstärkung des Ultraschallgerätes. Ist diese hoch eingestellt, zeigt sich auf dem Monitor eine große Dichte von Bildpunkten verschiedener Helligkeit. Ist die Signalverstärkung zu hoch eingestellt, verliert das Bild an Information und es werden zu beurteilende Strukturen überstrahlt.

Infolge der Streuung entstehen zarte Echos in echoarmen Strukturen nahe der Oberfläche (Abb. 4). So zeigt sich z. B. als zystische Raumforderung ein „milchig-trübes Aussehen" oberflächennah. Zysten können als solides Gewebe dargestellt werden.

Bei geringem Verstärkungsgrad sind im Gegenzug nur Echos mit hoher Intensität als schwache Lichtpunkte auf dem Bildschirm zu erkennen. Echos geringerer Intensität kommen kaum noch oder gar nicht mehr zur Darstellung. Solide Organe erscheinen echoleer und somit täuschen sie eine zystische Struktur vor.

Die Verstärkung kann für den Nah- und den Fernbereich getrennt geregelt werden.

5. Schichtdickenartefakte

Schichtdickenartefakte erscheinen meistens in echofreien, zystischen Organen. Sie entstehen, wenn sich in der Ultraschallebene mehrere Objekte partiell befinden. So wird ein von einem Schallstrahl partiell angeschallten echogenen und partiell echofreiem Objekt ein Bildpixel mittlerer Echogenität (Abb. 5). Es ergibt sich eine „Schmierzone" hinter dieser Grenzfläche.

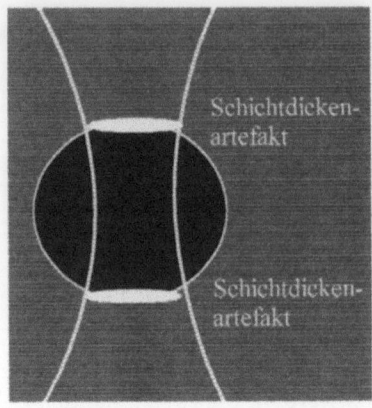

Abb. 5. Schichtdickenartefakt

Das Ultraschallgerät vermag nicht, den Übergang vom soliden Gewebe zur Zyste scharf darzustellen. Es registriert einen Saum, der ein Sediment (Debris) in der Zyste vortäuschen kann. Flüssigkeitsgefüllte Organe zeigen dadurch eine verdickte und unscharf erscheinende Wand.

6. Bogenartefakte

Die Bogenartefakte sind die Folge von der Registrierung stark abgelenkter Echos (z.B. durch Luft) und deren Zuordnung zu einer benachbarten, zumeist echoarmen Struktur (Abb. 6). Somit kommt es zu einer räumlich falschen Abbildung von Objekten. Durch eine Änderung der Schnittebene, was ein Kippen des Schallkopfes bedeutet, kann dies korrigiert werden.

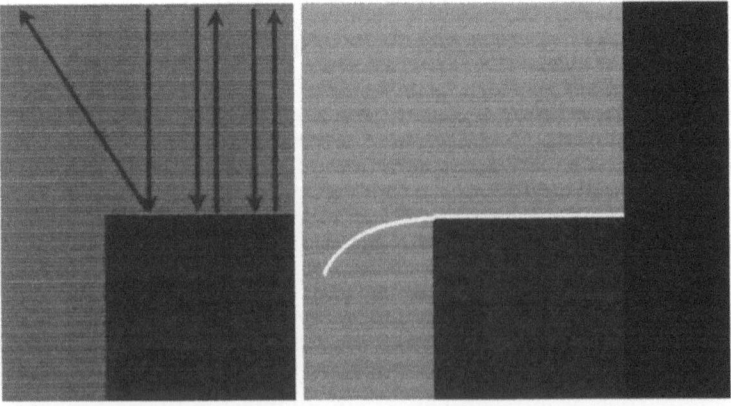

Abb. 6. Bogenartefakt

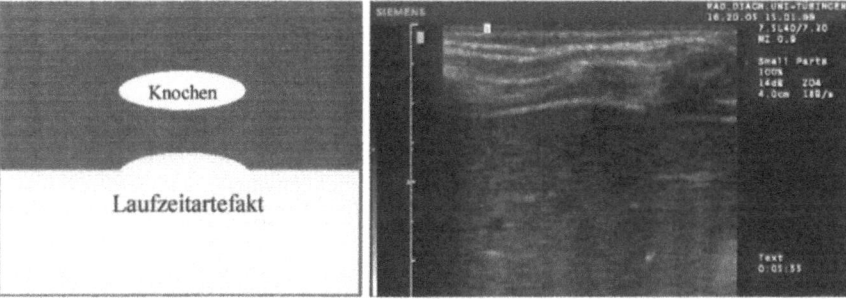

Abb. 7. a Laufzeitartefakt. **b** Laufzeitartefakt, bedingt durch einen Rippenknorpel mit Vorbuckelung des Lebergewebes

7. Laufzeitartefakt

Hinter Gewebe mit stark differenter Schallausbreitungsgeschwindigkeit (z. B. durch Rippenknorpel) kommt es zu einer geometrischen Verzerrung. Es zeigt sich eine Vorbuckelung des hinter dem Rippenknorpel gelegenen Gewebes und daher das Bild eines Pseudotumors (Abb. 7a und b).

8. Wiederholungsechos

Wiederholungsechos werden auch Reverberationen genannt. Diese entstehen durch wechselseitige Mehrfachreflexion an großen hintereinanderliegenden Grenzflächen mit hoher akustischer Impedanz (Abb. 8). Im Sonogramm erscheinen multiple Artefaktlinien zwischen zwei oder mehreren stark reflektierenden Grenzflächen. Durch eine Änderung des Schallkopfes (Kippen) oder Herabregelung der eingestrahlten Schallenergie sind diese zu eliminieren.

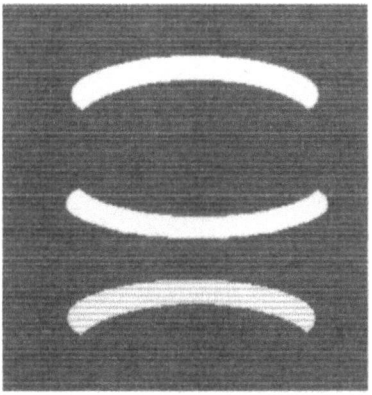

Abb. 8. Wiederholungsechos

9. Spiegelartefakt

Ähnlich wie Wiederholungsechos entstehen Spiegelartefakte durch Auftreffen von Schallwellen auf ein schräges Reflexband (z. B. auf das Zwerchfell). Die vor dem Reflektor liegenden Strukturen werden spiegelbildlich dargestellt.

Fazit

Für die Interpretation von Sonogrammen ist das Wissen und die Interpretation von Artefakten unerläßlich. Durch die richtige Einstellung des Ultraschallgerätes und durch die Auswahl der richtigen Schnittebene können Artefakte vermindert und/oder als solche erkannt werden. Durch die Verbesserung der Ultraschallwandler und der Bildverarbeitung sind Artefakte auch eindeutiger interpretierbar geworden. Doch all die technischen Verbesserungen ersetzen nicht die notwendige Erfahrung und die daraus resultierende Bewertung von Sonogrammen durch den Untersucher. Zweifelhafte sonographische Befunde führen bei überlegter Interpretation nur selten zur falschen Diagnose.

Literatur

1. Anonymus. Ultraschall Lexikon. Blackwell Wissenschaftsverlag, Berlin Wien, 1996
2. Braun B, Günther R, Schwerk WB (Hrsg.) Ultraschalldiagnostik. Lehrbuch und Atlas. Ecomed, Landsberg/Lech, 1993
3. Kremer H, Dobrinski W (1987) Artefakte. In: Kremer H, Dobrinski W (Hrsg.) Sonographische Diagnostik. Innere Medizin und angrenzende Diagnostik. Urban und Schwarzenberg, München Wien Baltimore, pp 27–36
4. Schmidt G. (Hrsg.) Checkliste Sonographie. Georg Thieme, Stuttgart, New York, 1997.

4 Indikationen für sonographische Untersuchungen in der Dermatologie

A. Blum

Einleitung

Die Indikationen für die sonographischen Untersuchungen in der Dermatologie lassen sich in zwei große Bereiche unterteilen: niederfrequenter Ultraschall (7,5–10 MHz) stellt die Strukturen vorwiegend in der Subkutis und Muskulatur dar, hochfrequenter Ultraschall (20–50 MHz) vermag dies teilweise in der Epidermis, jedoch gut in der Dermis und Subkutis. Mit Erhöhung der Frequenz, mehr als 50 MHz, steigert sich die Darstellung in der Epidermis, was zur Zeit nur im experimentellen Bereich durchführbar ist.

Indikationen für den Bereich von 7,5 bis 10 MHz

Die Sonographie (7,5–10 MHz) im Bereich der Narbenregion, der Intransitstrecke(n) und der subkutanen regionären Lymphknoten hat sich in den letzten Jahren in der Dermatologie für folgenden Krankheitsbilder etabliert [2, 4–7, 9, 22, 23, 25, 26, 30, 32, 33]:
- Malignes Melanom (nicht in-situ Melanom)
- Plattenepithelkarzinom mit einer Tumordicke von mehr als 5mm
- Desmoplastisches Plattenepithelkarzinom
- Merkelzellkarzinom
- Dermatofibrosarkoma protuberans
- Mycosis fungoides
- Lymphome der Haut

Den größten Anteil stellen die Patienten mit malignem Melanom, gefolgt von Patienten mit dicken bzw. desmoplastischen Plattenepithelkarzinomen. Bei allen Patienten, bei denen die Sonographie im Rahmen ihrer Grunderkrankung durchgeführt werden soll, wird angestrebt, die Basisdiagnostik von Hauttumoren (siehe auch bei 20 MHz), der Intransitstrecke(n) und der regionären Lymphknotenstation(en) möglichst vor der operativen Therapie des Primärtumors durchzuführen. Im Rahmen der Tumornachsorge werden zum Bereich der Narbe und der direkten Umgegend die übrigen Stationen sonographisch dargestellt. Ebenfalls kann dies im Rahmen von Therapiekontrollen erfolgen. Unklare Weichteilschwellungen können sowohl bei

Tumorpatienten als auch bei nicht onkologischen Patienten mittels der Sonographie dargestellt werden. Gezielte perkutane Punktion von Lymphknoten (z.B. für Zytologie, PCR) und Lymphzysten können sonographisch kontrolliert durchgeführt werden.

Besonders bei kleinen metastatisch- oder lymphomveränderten Lymphknoten ist die Sonographie deutlich der Palpation überlegen [2, 5, 22, 26, 30] (Tabelle 1). Metastasen im Bereich der Narbenregion des Primärtumors, der Intransitstrecke und der regionären Lymphknotenstation(en) können bereits ab ca. 3 mm Größe durch die Sonographie entdeckt werden. Unabhängig von der Größe einer Metastase kann es auch teilweise schwierig sein, in den verschiedenen Untersuchungsarealen (Narbe des Primärtumors, Intransitstrecke, Halsweichteilen, Axillen, supra- und infraclaviculär und inguinal) einen eindeutigen Palpationsbefund zu erheben. Dies gilt insbesondere für voroperierte Areale. Hierbei ist die Sonographie als nicht invasive Technik eine gut durchführbare, reproduzierbare Untersuchungsmethode [2, 5, 22, 26, 30].

Intervalle der Untersuchung für den Bereich von 7,5 bis 10 MHz

Im Rahmen der Nachsorge des malignen Melanoms orientieren sich die Untersuchungen an den Empfehlungen der Kommission Malignes Melanom der Deutschen Dermatologischen Gesellschaft (Tabelle 2) [23]. Beim Plattenepi-

Tabelle 1. Anzahl exstirpierter Lymphknoten/-stationen (n=238), Anzahl der durch die Palpation als Metastasen eingeordneten Lymphknoten (n=68) und deren prozentuale Verteilung für die jeweils untersuchte Region [5]

	Gesamte Anzahl n	Nicht palpabel n	Nicht palpabel %
Lokal	39	12	30,8 %
Intransit	24	4	16,7 %
Halsweichteile	41	12	29,3 %
Supraclaviculär	7	3	42,9 %
Axillen	66	24	36,4 %
Infraclaviculär	6	2	33,3 %
Leisten	55	11	20,0 %
Gesamt	238	68	28,6 %

Tabelle 2. Untersuchungsintervalle der Sonographie gemäß den DDG-Richtlinien beim Malignen Melanom [23]

Stadium	IA, IB	IIA, IIB	IIIA, IIIB	IV
Lymphknotensonographie	1×	2×	2×	individuell

4 Indikationen für sonographische Untersuchungen in der Dermatologie

Tabelle 3. Untersuchungsintervalle der Sonographie beim Plattenepithelkarzinom [6]

Intervalle	1. Jahr	2. Jahr
High risk TD >5mm	2×	2×
Desmoplastisches Plattenepithelkarzinom >2mm	2×	2×
Verdächtiger Tastbefund, Narben, Adipositas	individuell	

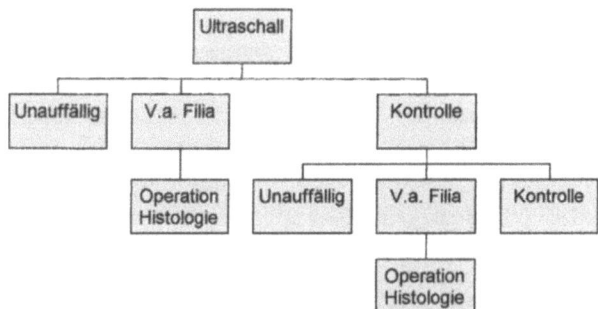

Abb. 1. Untersuchungskaskade bei 7,5–10 MHz

thelkarzinom wurden gute Erfahrungen mit den Nachsorgeintervallen gemäß Tabelle 3 gemacht [6]. Bei Lymphomen empfiehlt sich je nach Verlauf bzw. in 3–6 monatigen Abständen eine Untersuchung der regionären Lymphknoten durchzuführen. Individuelle Abweichungen sind natürlich immer möglich.

Folgende Untersuchungskaskade hat sich bei den verschiedenen Untersuchungsbefunden im Laufe der Jahre bewährt (Abb. 1): Bei unauffälligem Untersuchungsbefund wird der Patient zum nächsten Termin wieder einbestellt. Bei Verdacht auf Metastasierung erfolgen kurzfristig Staging-Untersuchungen, Exstirpation mit histologischer Sicherung und ggfs. die komplette Ausräumung der Lymphknotenstation. Bei unklarem Befund (z. B. nicht sicherer Hinweis bzw. Ausschluß einer Metastasierung) wird eine erneute klinische und sonographische Untersuchung nach 3–4 Wochen empfohlen. Es erfolgt ein Vergleich (Größe, Konfiguration, Lage und Echogenität) der dokumentierten Vorbefunde.

Indikationen für den Bereich von 20 MHz

Seit Ende der 80er Jahre wird die hochauflösende Sonographie, insbesondere der Bereich von 20 MHz, in der Dermatologie als eine in vivo und nicht invasive Untersuchungsmethode in folgenden Bereichen eingesetzt [1–3, 8, 10–21, 24, 27, 28, 31]:
- Präoperative Tumordickenmessung beim malignen Melanom
- Präoperative Darstellung von Basalzellkarzinomen

- Präoperative Tumordickenmessung beim Plattenepithelkarzinom
- Verlaufsbeobachtungen, z. B. in klinischen Studien (Morphea, Psoriasis, metastasierenden Hauttumoren und deren Metastasen, u.a.)
- Beurteilung von Typ-IV Reaktionen im Bereich der Allergologie
- Darstellung der Adnexe
- Im Verlauf plastisch-chirurgischer Eingriffe.

Die Domäne der hochfrequenten Sonographie ist der Bereich der präoperativen Bestimmung der Tumordicke bei malignen Melanomen [2, 12, 13, 17, 20]. Eine zweizeitige Operation kann durch die relativ sicher zu bestimmende Tumordicke und die eindeutige Festlegung des Sicherheitsabstandes für den Patienten verhindert werden.

Ebenfalls wird die hochfrequente Sonographie bei epithelialen Hauttumoren eingesetzt. [2, 12, 13, 18, 20, 24]. Insbesondere beim Basalzellkarzinom wurde sie mit dem Ziel eingesetzt, Randausläufer präoperativ in vivo zu erkennen und die Operation darauf abzustimmen. Dies ist zum jetzigen Zeitpunkt nicht gelungen, so daß die histologische Aufarbeitung im Rahmen einer vollständigen Randschnittkontrolle (z. B. „Tübinger Torte") weiterhin nicht durch diese Methode ersetzt werden kann. Dies trifft ebenso für das Plattenepithelkarzinom zu. Einschränkend ist bei dieser Methode zu sagen, daß sich Hauttumoren meist echoarm darstellen und somit die Dignität nicht beurteilbar ist [11, 12, 20].

Mittels der hochauflösenden Sonographie wurde die Darstellung und Quantifizierung der aktinischen Elastose der verschiedenen Hautareale ermöglicht [15].

Therapeutische Effekte von Externa als auch Interna auf die Haut können im Rahmen von klinischen Studien mittels der hochauflösenden Sonographie dargestellt werden [10, 14]. Hier sind insbesondere Studien bei zirkumskripter Sklerodermie (Morphea) und Psoriasis zu nennen [3, 16, 21].

Ebenfalls kann diese nicht invasive Untersuchungsmethode im Bereich der Allergologie, z. B. zur Beurteilung von Typ-IV Reaktionen, eingesetzt werden [1, 28].

Untersuchungen der Adnexe in vivo können zum pathogenetischen Verständnis, z. B. bei der Hidradenitis suppurativa, führen [19].

Bestimmten Fragestellungen im Bereich der plastischen Chirurgie können ebenfalls mittels der hochauflösenden Sonographie nachgegangen werden [8, 27].

Literatur

1. Agner T, Serup J (1990) Individual and instrumental variations in irritant patch-test reactions–clinical evaluation and quantification by bioengineering methods. Clin Exp Dermatol 15:29–33
2. Altmeyer P, el-Gammal S, Hoffmann K (eds.) (1992) Ultrasound in Dermatology. Springer, Berlin Heidelberg New York

3. Bangha E, Elsner P (1996) Evaluation of topical antipsoriatic treatment by chromametry, visiometry and 20-MHz ultrasound in the psoriasis plaque test. Skin Pharmacol 9: 298–306
4. Blum A, Carl M, Rassner G (1995) Ultrasound of regional lymph nodes in the follow-up of malignant melanoma. Melanoma Res 5 (Suppl 1):16–17
5. Blum A, Stroebel W, Schlagenhauff B et al. (1998) Lymphknotensonographie führt zur Erstentdeckung von regionären Metastasen der Patienten mit Melanom. In Garbe C, Rassner G (Hrsg.) Dermatologie – Leitlinien und Qualitätssicherung für Diagnostik und Therapie, Springer, Berlin Heidelberg, pp 262–264
6. Breuninger H, Schaumburg-Lever G, Holzschuh J, Horny HP (1997) Desmoplastic squamous cell carcinoma of skin and vermilion surface: a highly malignant subtype of skin cancer. Cancer 79:915–919
7. Carl M, Blum A, Entress D, Rassner G (1995) Differentialdiagnose sonomorphologisch echoarmer Lymphknoten im Rahmen der Nachsorge bei Malignem Melanom. In Tilgen W, Petzoldt D (Hrsg.) Operative und konservative Dermato-Onkologie. Neue Ansätze und Strategien. Fortschritte der operativen und onkologischen Dermatologie, Blackwell Wissenschafts-Verlag, Berlin Wien, Band 10, pp 144–150
8. Danter J, Klinger M, Siegert R, Weerda H (1996) Ultrasonographische Darstellung von Nasenbeinfrakturen mit einem 20-MHz-Ultraschallgerät. HNO 44:324–328
9. Dill-Müller D, Kautz G, Müller S et al. (1995) Bedeutung der hochauflösenden Sonographie in der Primärdiagnostik und Nachsorge beim malignen Melanom. In Tilgen W, Petzoldt D (Hrsg) Operative und konservative Dermato-Onkologie. Neue Ansätze und Strategien. Fortschritte der operativen und onkologischen Dermatologie, Blackwell Wissenschafts-Verlag, Berlin Wien, Band 10, pp 26–34
10. Di Nardo A, Giusti G, Mantovani L et al. (1997) Inhibition of elicitation of contact dermatitis in humans by mometasone furoate: evaluation by means of 20-MHz B scanning associated with image analysis. Dermatology 195:137–141
11. Dummer W, Blaheta HJ, Bastian BC et al. (1995) Preoperative characterization of pigmented skin lesions by epiluminescence microscopy and high-frequency ultrasound. Arch Dermatol 131:279–285
12. Fornage BD, McGavran MH, Duvic M, Waldron CA (1993) Imaging of the skin with 20-MHz US. Radiology 189:69–76
13. Harland CC, Bamber JC, Gusterson BA, Mortimer PS (1993) High frequency, high resolution B-scan ultrasound in the assessment of skin tumours. Br J Dermatol 128:525–532
14. Hoffmann K, Auer T, Stücker M et al. (1994) Evaluation of the efficacy of H1 blockers by noninvasive measurement techniques. Dermatology 189:146–151
15. Hoffmann K, Dirschka TP, Stücker M et al. (1994) Assessment of actinic skin damage by 20-MHz sonography. Photodermatol Photoimmunol Photomed 10:97–101
16. Hoffmann K, Gerbaulet U, el Gammal S, Altmeyer P (1991) 20-MHz B-mode ultrasound in monitoring the course of localized scleroderma (morphea). Acta Derm Venereol (Suppl) Stockh 164:3–16
17. Hoffmann K, Jung J, el Gammal S, Altmeyer P (1992) Malignant melanoma in 20-MHz B scan sonography. Dermatology 185:49–55
18. Hoffmann K, Stucker M, el Gammal S, Altmeyer P (1990) Digitale 20-MHz-Sonographie des Basalioms im b-scan. Hautarzt 41:333–339
19. Jemec GB, Gniadecka M (1997) Ultrasound examination of hair follicles in hidradenitis suppurativa. Arch Dermatol 133:967–70
20. Lassau N, Spatz A, Avril MF et al. (1997) Value of high-frequency US for preoperative assessment of skin tumors. Radiographics 17:1559–1565
21. Levy JJ, Gassmuller J, Audring H et al. (1993) Darstellung der subkutanen Atrophie bei der zirkumskripten Sklerodermie im 20-MHz-B-scan Ultraschall. Hautarzt 44:446–451

22. Löhnert JD, Bongartz G, Wernecke K et al. (1988) Sensitivität und Spezifität der sonographischen Lymphknotendiagnostik beim malignen Melanom. Radiologe 28(7):317–319
23. Orfanos CE, Jung EG, Rassner G et al. (1994) Stellungnahme und Empfehlungen der Kommission malignes Melanom der Deutschen Dermatologischen Gesellschaft zur Diagnostik, Behandlung und Nachsorge des malignen Melanoms der Haut. Stand 1993/94. Hautarzt 45:285–291
24. Pennasilico G, Santini A, Bono R et al. (1994) Misurazione ecografica preoperatoria dello spessore del melanoma con sonda da 20 MHz. Radiol Med Torino 88:388–391
25. Prayer L, Winkelbauer F, Gritzmann N et al. (1989) Untersuchung der primären Lymphknotenstationen beim malignen Melanom mittels hochauflösender Realtime-Sonographie-Stellenwert und Indikation. Röfo Fortschr Geb Röntgenstr Neuen Bildgeb Verfahr 151:294–297
26. Prayer L, Winkelbauer H, Gritzmann N et al. (1990) Sonography versus palpation in the detection of regional lymph-node metastases in patients with malignant melanoma. Eur J Cancer 26(7):827–830
27. Reali UM, Chiarugi C, De Siena GM, Giannotti V (1994) Sonographic evaluation of dermis and subcutaneous tissue during and after skin expansion. Plast Reconstr Surg 93:1050–1055
28. Seidenari S (1994) Reactivity to nickel sulfate at sodium lauryl sulfate pretreated skin sites is higher in atopics: an echographic evaluation by means of image analysis performed on 20 MHz B-scan recordings. Acta Derm Venereol 74: 245–249
29. Steinkamp HJ, Knobber D, Schedel H et al. (1993) Palpation and sonography in after-care of head-neck tumor patients: comparison of ultrasound tumor entity parameters. Laryngo Rhino Otol 72:431–438
30. Stutte H, Erbe S, Rassner G (1989) Lymphknotensonographie in der Nachsorge des malignen Melanoms. Hautarzt 40(6):344–349
31. Tacke J, Haagen G, Hornstein OP et al. (1995) Clinical relevance of sonometry-derived tumour thickness in malignant melanoma–a statistical analysis. Br J Dermatol 132:209–214
32. Vassallo P, Edel G, Roos N et al. (1993) In-vitro high-resolution ultrasonography of benign and malignant lymphnodes. A sonographic-pathologic correlation. Invest Radiol 28:698–705
33. Weiß J, Loose R, Kühn W et al. (1991) Zur Früherkennung von Lymphknotenmetastasen in der Melanomnachsorge. Z Hautkr 66:222–228.

5 Anforderungen an den Patientenumgang bei sonographischen Untersuchungen

M. Schwarz

Anforderungen an den Untersucher

Die dermatologische Sonographie beschäftigt sich zu einem großen Teil mit der Lymphknotensonographie der regionären Lymphknotenstationen bei Tumorpatienten, insbesondere beim Malignen Melanom. Der Untersucher sollte sich dabei die emotionale Situation des Patienten vor Augen halten. Jede sonographische Befunderhebung kann für den Tumorpatienten ein hoffnungsvolles Erwarten bedeuten, aber auch mit Angst über einen erschwerten Krankheitsverlauf bei ungünstigem Bescheid verbunden sein.

Ein hoher Informationsstand über den Krankheitsverlauf des Patienten, der Anamnese, der klinischen Untersuchung und das sichere Beherrschen der Methode sind Voraussetzungen für gezielte Untersuchungen. Nur unter diesen Bedingungen können diagnostische Unsicherheiten, Überdiagnostik und Verunsicherungen der Patienten vermieden werden.

Da die sonographische Untersuchung und allgemeine onkologische Betreuung nur in den wenigsten Fällen von der gleichen Person erbracht werden können, sind Informationsaustausch und detaillierte Dokumentation wichtige Kriterien.

Rahmenbedingungen der Untersuchung

Zusätzlich zu der fachlichen und psychologischen Betreuung des Patienten, die durch eine gewisse personelle Konstanz wesentlich positiv beeinflußt werden kann, spielen auch äußere Rahmenbedingungen eine Rolle.

Der Untersuchungsraum sollte gut temperiert sein, über eine Verdunkelung mit verstellbarer Lichtintensität verfügen und eine ruhige Untersuchungsatmosphäre bieten. Dem Patienten werden die Untersuchungen durch Umkleidekabine, Waschmöglichkeit und Geräumigkeit im Falle von Immobilität erleichtert. Eine einführende Erklärung des Arztes über Ablauf der Untersuchung, Ungefährlichkeit und Schmerzlosigkeit der apparativen Untersuchung wirken auf den Patienten beruhigend.

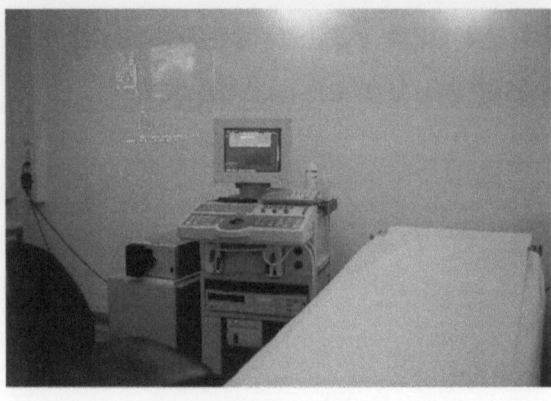

Abb. 1. Ultraschall in der Dermatologie – Untersuchungseinheit

Technische Ausrüstung

Die Untersuchungseinheit besteht aus Ultraschallgerät, Monitor, Schallsonden, Bilddokumentationsvorrichtung, ggf. mit Leinwand und Diaprojektion auf der Seite des Untersuchers für Vergleichsuntersuchungen, und Untersuchungsliege (Abb. 1).

Die Untersuchungsliege bietet bei Höhenverstellbarkeit und Zugang von beiden Seiten gute Untersuchungsbedingungen für Arzt und Patient. Ein nicht geringer Teil der Patienten ist in einem fortgeschrittenen Alter mit Erkrankungen des Herz-Kreislauf-Systems und des Bewegungsapparates. Bewährt hat sich eine gekippte Untersuchungliege von ca. 20° (Beine tiefer als Kopf).

Wechselbare Einmalunterlagen für die Untersuchungsliege sowie mittelgroße Stofftücher zum Abdecken des Patienten erleichtern den Ablauf und schaffen eine angenehme Untersuchungssituation.

Vorgehen bei der Ultraschalluntersuchung

Damit Ultraschallwellen ins biologische Gewebe eindringen, wird ein Kontaktgel angewandt. Dabei kann das Gel in kalten Jahreszeiten mittels eines Flaschenwärmers aufgewärmt werden. Zur Entfernung der Kontaktgelreste nach der Untersuchung können ebenfalls Stofftücher benutzt werden. Der Schallkopf sollte einmal täglich mit Alkohol 80% gereinigt werden. Bei Wunden und frischen Operationsnarben ist eine Sonographie nach Applikation einer dünnen sterilen Operationsfolie möglich.

Die Untersuchung erfolgt in entspannter Rückenlage (Abb. 2). Dabei wird die Untersuchung der Halsweichteile bei Dorsalflexion des Halses durchgeführt. Ein Kissen als Unterlage kann bei älteren Patienten mit kardiopulmonalen Problemen verwendet werden. Die Sonographie der Axilla wird bei auf 90–120° abduziertem und außenrotiertem Oberarm durchgeführt. Die Leiste ist bei gestrecktem und außenrotiertem Bein einsehbar.

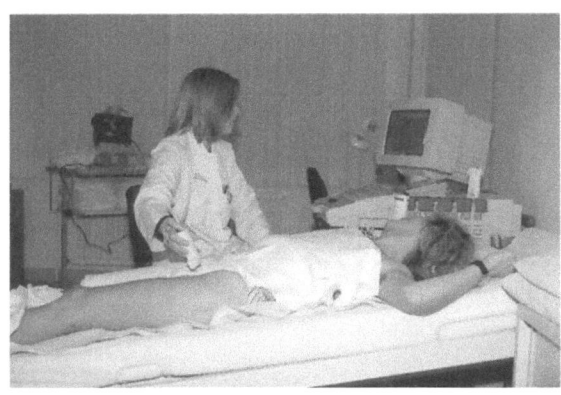

Abb. 2. Untersuchung der regionären Lymphknotenstationen in Rückenlage

Die entsprechende konstant eingehaltene Lagerung der zu untersuchenden Körperregion ermöglicht eine gute Einsehbarkeit und Vergleichsuntersuchungen im Verlauf, insbesondere bei mehreren Untersuchern. Präoperative Markierungen sollten zusammen mit dem Operateur in Operationslagerung angebracht werden.

Eine entspannte und richtige Lagerung des Patienten wird die Untersuchung erleichtern und die Mitarbeit des Patienten während der Untersuchung fördern.

6 Ergebnisse der Lymphknotensonographie in der Nachsorge des Melanoms

A. Blum

Einleitung

Die Deutsche Dermatologische Gesellschaft (DDG) publizierte 1994 Empfehlungen zur Ausbreitungsdiagnostik und Nachsorge des malignen Melanoms [10]. Das beabsichtigte Ziel der Nachsorge besteht in der Verbesserung der Prognose bei den Patienten. Deshalb wird versucht, lokale, Intransit-, regionäre und Fernmetastasen zeitiger zu entdecken und, wenn möglich, operativ zu entfernen. Bei der klinischen Untersuchung des Narbengewebes, der Intransit-Strecke und der regionären Lymphknoten gibt es jedoch eine gewisse Fehlerquote, die durch die Ultraschall-Untersuchung reduziert werden kann [6, 7, 9, 11]. Im folgenden Kapitel werden die Ergebnisse der Sonographie von einem Kollektiv von 1209 Patienten und der Vergleich der Ergebnisse der Palpation und Sonographie bei histologisch gesicherten Melanom-Metastasen dargestellt.

Methode

Im Rahmen der Nachsorgeuntersuchungen wurden die Patienten an der Univ.-Hautklinik Tübingen zunächst klinisch und tumorbezogen, anschließend sonographisch (7,5 MHz, Real-Time-Scanner, Firma Esaote) an der jeweiligen Narbenregion des Primärtumors und an den regionären Lymphknotenstationen (Halsweichteile, supra- und infraclaviculäre Region, Axilla und/oder Leiste) untersucht. Die sonographische Dignitätsbeurteilung eines darstellbaren Lymphknoten erfolgte aufgrund der Form, Abgrenzung, Randsaum, Echogenität und Größe. Im Fall eines Verdachts auf eine Metastasierung wurde nach Abschluß weiterer Staging-Untersuchungen und bei Operabilität der verdächtigen Lymphknoten exstirpiert und histologisch aufgearbeitet. Die Ergebnisse der Palpation (unauffällig, V.a. Metastase), der Sonographie (unauffällig, Kontrolle in vier Wochen oder Verdacht auf Metastase) und der Histologie (benigne, Melanom-Metastase, Zweittumor) wurden regelmäßig mittels des Statistikprogramms SAS erfaßt.

Ergebnisse

Allgemeine Befunde. In einem Zeitraum von 42 Monaten wurden bei 1209 Melanom-Patienten in 4435 Untersuchungen 6328 Lymphknotenregionen klinisch und sonographisch untersucht. Eine Übersicht der Ergebnisse dieser Untersuchung ist in Tabelle 1 dargestellt. In mehr als einem Drittel aller Lymphabflußgebiete waren in der sonographischen Untersuchung keine Lymphknoten erkennbar, in fast einem Drittel der Fälle wurden entzündlich veränderte, somit benigne Lymphknoten diagnostiziert (Tabelle 1). Sonographisch eindeutige Hinweise für eine Metastasierung gab es in 8% aller untersuchten Regionen, in etwas mehr als 8% konnte eine eindeutige Differenzierung zwischen einem benignen oder malignen Prozeß auch durch die Sonographie nicht vollzogen werden.

Palpation versus Sonographie. Der sonographische Verdacht auf eine Metastasierung ergab sich in 504 Untersuchungen bei 235 Patienten. In 263 Fällen konnten bei 179 Patienten ein bzw. mehrere Lymphknoten exstirpiert und histologisch aufgearbeitet werden. Diese histologischen Ergebnisse waren die Grundlage für eine vergleichende Untersuchung zwischen den klinischen und sonographischen Untersuchungsergebnissen.

238 der 263 (90,5%) exstirpierten Lymphknoten bestätigten sich histologisch als Melanom-Metastasen. In 8 Fällen (3,0%) wurde ein bisher nicht bekannter Zweittumor und in den verbleibenden 17 Fällen (6,5%) ein benigner, entzündlicher Lymphknoten diagnostiziert.

Alle histologisch gesicherten Metastasen waren sonographisch Metastasen-verdächtig. Von 238 histologisch gesicherten Metastasen konnten 68

Tabelle 1. Ergebnisse von 6328 Sonographie-Untersuchungen der drainierenden Lymphabflußgebiete (Lokal-, Intransit- und regionäre Lymphknotenregionen)

Ergebnisse	Anzahl n	Prozent
Keine erkennbaren (Lymph-)Knoten	2252	35,5%
Entzündliche Lymphknoten	1929	30,4%
Nicht eindeutig zu beurteilender Befund (benigne oder maligne)*	530	8,3%
Fettläppchen	524	8,3%
V. a. Metastase	504	8,0%
Narben	280	4,4%
Serome	94	1,5%
Lipome	79	1,2%
Zysten	30	0,5%
Weitere Befunde	120	1,9%

* Kontrolluntersuchungen werden innerhalb von 3–4 Wochen zur besseren Differenzierung zwischen einem benignen oder malignen Prozeß durchgeführt. In der Regel werden die Kontrolluntersuchungen noch 2–3mal wiederholt, dann wird die Exstirpation zur eindeutigen Diagnosesicherung angestrebt

Tabelle 2. Anzahl exstirpierter Lymphknoten/-stationen (n = 238), Anzahl der durch die Palpation als Metastasen eingeordneten Lymphknoten (n = 68) und deren prozentuale Verteilung für die jeweils untersuchte Region

	Gesamte Anzahl n	Nicht palpabel n	Nicht palpabel %
Lokal	39	12	30,8
Intransit	24	4	16,7
Halsweichteile	41	12	29,3
Supraclaviculär	7	3	42,9
Axillen	66	24	36,4
Infraclaviculär	6	2	33,3
Leisten	55	11	20,0
Gesamt	238	68	28,6

nicht palpiert werden. Am häufigsten traf dies für die supraclaviculäre Region zu, gefolgt von den Axillen, der infraclaviculären Region, dem Narbengebiet des Primärtumors, den Halsweichteilen, den Leisten und der Intransitstrecke (Tabelle 2).

Durchschnittlich waren in der Leiste ein, an den Halsweichteilen 1,5, in der Axilla 2 und infraclaviculär 7 Lymphknoten metastatisch befallen.

Eine Übersicht des gesamten Kollektives (n = 1209) und der Patienten mit gesicherten Melanommetastasen ist nach Geschlecht, Alter bei Erstdiagnose, Tumordicke und -klassen, Tumortyp und Lokalisation in Tabelle 3 dargestellt. Patienten mit gesicherten Metastasen hatten einen durchschnittlich dickeren Primärtumor und vermehrt den Tumortyp des akrolentiginösen Melanoms (ALM) sowie Metastasen aus der Gruppe des okkulten Melanoms und des Schleimhautmelanoms (Tabelle 3).

Besprechung

Das Ziel des präoperativen Stagings und der Nachsorgeuntersuchungen im Rahmen des malignen Melanoms ist das frühzeitige Erkennen einer Metastasierung und anschließend ihre operative Therapie, um die Prognose dieser Patienten zu verbessern [10]. Die klinische Untersuchung wird durch apparative Diagnostik (Sonographie, Röntgen, Computertomographie, Kernspintomographie, Positronen-Emissions-Tomographie [PET], Laborparameter u.a.) ergänzt. Die Palpation von metastatisch befallenen regionären Lymphknoten kann aufgrund unterschiedlicher Gegebenheiten erschwert und somit eingeschränkt sein [1, 5, 7, 13]:

- *Anatomische Verhältnisse* (z. B. infraclaviculär unter M. pectoralis major et minor; Oberschenkelinnenseite im Bereich des Adduktorenkanales),
- *Variationen des (der) Lymphabflußgebiete(s)*,
- *Adipositas* des Patienten,

Tabelle 3. Angaben des gesamten Patientenkollektivs (n=1209) und der Patienten (n=154) mit histologisch nachgewiesenen Melanom-Metastasen (n=238) in 42 Monaten

		Gesamtes Patienten-Kollektiv n=1209	Patienten mit gesicherten Lymphknoten-Metastasen n=154
Geschlecht	Männer	549 (45,4%)	71 (46,1%)
	Frauen	660 (54,6%)	83 (53,9%)
Alter bei Erstdiagnose (Jahre)		51,8±15,8	54,0±15,4
Tumordicke (mm)		1,79±1,61	2,63±2,39
	<0,75	313 (27,6%)	25 (18,0%)
	0,75–1,50	326 (28,8%)	27 (19,4%)
	1,50–4,00	400 (35,3%)	60 (43,2%)
	>4,00	94 (8,3%)	27 (19,4%)
	Keine Angabe	76	15
Tumortyp	SSM	722 (59,7%)	68 (44,2%)
	NM	274 (22,7%)	49 (29,9%)
	LMM	69 (5,7%)	4 (2,6%)
	ALM	56 (4,6%)	16 (10,4%)
	Andere*	88 (7,3%)	20 (12,9%)
Lokalisation	Kopf/Hals	186 (15,4%)	22 (16,2%)
	Brust	128 (10,5%)	17 (11,0%)
	Rücken	269 (22,2%)	32 (20,9%)
	Anog./Gesäß	21 (1,8%)	4 (2,5%)
	Arme	186 (15,4%)	17 (11,1%)
	Beine	373 (30,9%)	46 (29,9%)
	Andere*	46 (3,8%)	13 (8,5%)

* Okkultes Melanom, Schleimhautmelanom

- *Geringe Größe* der Metastase,
- *Tief im subkutanen Fettgewebe* gelegene Metastase und
- *Narbengewebe* durch Operationen und/oder Bestrahlung.

Stutte et al. stellten in einer retrospektiven Untersuchung in 83 von 277 regionären Lymphknotenstationen palpatorisch den Verdacht auf eine Metastasierung fest [12]. Sonographisch konnten 36 der 83 palpatorischen Befunde (43,4%) nicht bestätigt werden. In 6 von den 277 Fällen (2,2%) wurde sonographisch der Verdacht auf eine Lymphknotenmetastase gestellt, hingegen nicht palpatorisch. In 15 Fällen (5,4%) war keine eindeutige sonographische Diagnose zum Zeitpunkt der Untersuchung möglich [12].

Prayer et al. untersuchten 217 Melanom-Patienten und aufgrund der Ultraschalluntersuchungen wurde bei 29 Patienten der Verdacht auf eine Metastasierung der regionären Lymphknoten gestellt [11]. Bei diesen histologisch bestätigten Metastasen waren hingegen nur 15 palpabel (51,7%).

In einer prospektiven klinischen Studie zeigten sich deutliche Unterschiede aufgrund der Größe und der Lokalisation der Metastasen und bereits zuvor durchgeführten Operationen in dem jeweiligen Gebiet [7]. Die Möglichkeit der Palpation von Lymphknotenmetastasen hängt vor allem von ihrer Größe ab. Lymphknotenmetastasen kleiner als 1 cm waren nur in 29% palpabel, bei einer Größe von 1,1–2,0 cm waren es 58%, zwischen 2,1 und 3 cm 64% und bei Metastasen größer als 3 cm konnten alle getastet werden. In den Leisten wurden 39% der Metastasen, in der Axilla 55% und an den Halsweichteilen 33% nicht palpiert. Bei 30% der Patienten wurden die Metastasen palpatorisch nicht erkannt, nach Lymphknoten-Dissektionen hingegen in 67% der Fälle [7].

Omler et al. berichteten über die Nachsorge bei Patienten mit elektiver Lymphknotendissektion (ELND). Hier ließen sich 50% der histologisch gesicherten Lymphknotenmetastasen nicht palpieren [9].

In einer Studie bei Vulva-Malignomen wurden 82% der metastatisch befallenen Lymphknoten durch die Sonographie erkannt [8]. Die Sensitivität wurde mit 82% und die Spezifität mit 87% angegeben. Durch die präoperative Palpation wurden nur 9% erkannt, die Sensitivität lag bei 9% und die Spezifität bei 100%. In der intraoperativen Palpation wurden 55% angegeben, die Sensitivität lag somit bei 55% und die Spezifität wurde mit 90% angegeben [8].

In der hier vorgestellten Untersuchung konnten in 28,6% der Fälle die Metastasen nicht palpiert werden, hingegen sonographisch dargestellt werden (Tabelle 2).

In der Diagnostik von Lymphknoten und subkutanen Metastasen ist die klinische Untersuchung der apparativen Diagnostik unterlegen, jedoch beinhaltet die apparative Diagnostik einen deutlich höheren finanziellen Aufwand. Die Sonographie ist im Bereich der apparativen Diagnostik eine Untersuchungsmethode, die beim geübten Untersucher eine hohe Sensitivität und Spezifität besitzt, einfach und ohne Belastung für Patient und Untersucher durchzuführen ist und bei der der finanzielle Aufwand überschaubar bleibt [1, 6]. Neben der Entdeckung von Melanom-Metastasen wurden auch bisher nicht bekannte Zweittumoren erkannt und konnten somit einer adäquaten Therapie zugeführt werden [3]. Zudem bietet sie in Kombination mit der farbkodierten Duplex-Sonographie präoperativ die Möglichkeit, metastatisch befallene Lymphknoten und die in der Nähe verlaufenden Gefäße darzustellen [2].

In einem geringen Prozentsatz wurden durch die Sonographie falsch positive bzw. falsch negative Befunde erhoben [1, 4]. Die eindeutige Beurteilung von darstellbaren Lymphknoten im Ultraschallbild wird beeinflußt von der Größe, Form, Abgrenzung zu der Umgebung, der Konfiguration des Lymphknotens (Randsaum, Hilus und Zentrum), den individuellen anatomischen Gegebenheiten und den Differentialdiagnosen echoreicher und insbesondere der echoarmen Lymphknoten.

Kontrollierte Studien sollten in Zukunft durchgeführt werden, um die Gruppen der Patienten herauszuarbeiten, bei denen ein gezielter und engmaschiger Einsatz der Sonographie von Nutzen ist.

Literatur

1. Blum A, Carl M, Rassner G (1995) Ultrasound of regional lymph nodes in the follow-up of malignant melanoma. Melanoma Research 5 (Suppl 1):16–17
2. Blum A, Breuninger H, Carl M, Jünger M, Rassner G (1997) Präoperativer Einsatz der farbkodierten Duplexsonographie zur Darstellung von gefäßnahen Lymphknoten-Metastasen. Z Hautkr 6:423–426
3. Carl M, Blum A, Entress D, Rassner G (1995) Differentialdiagnose sonomorphologisch echoarmer Lymphknoten im Rahmen der Nachsorge bei Malignem Melanom. In: Tilgen W, Petzoldt D (Hrsg.) Operative und konservative Dermato-Onkologie. Neue Ansätze und Strategien. Fortschritte der operativen und onkologischen Dermatologie. Blackwell Wissenschafts-Verlag, Berlin Wien, Band 10, pp 144–150
4. Carl M, Stroebel W, Rassner G, Garbe C (1997) Zur Schwierigkeit der sonographischen Diagnose von Lymphknotenmetastasen des malignen Melanoms bei protrahiertem Tumorwachstum. Hautarzt 48:234–239
5. Fornage BD, Lorigan JG (1988) Sonographic detection and fine-needle aspiration biopsy of nonpalpable recurrent or metastatic melanoma in subcutaneous tissues. J Ultrasound Med 8:421–424
6. Löhnert JD, Bongartz G, Wernecke K, Peters PE, Macher E, Bröcker EB (1988) Sensitivität und Spezifität der sonographischen Lymphknotendiagnostik beim malignen Melanom. Radiologe 28:317–329
7. Loose R, Weiss J, Kühn W, Simon R, Teubner J, Georgi M (1992) Comparison of ultrasound with clinical findings in the early detection of regional metastatic lymph nodes in patients with malignant melanoma. In: Altmeyer P, el Gammal S, Hoffmann K (eds.) Ultrasound in Dermatology. Springer, Berlin Heidelberg, pp 93–99
8. Makela PJ, Leminen A, Kaariainen M, Lehtovirta P (1993) Pretreatment sonographic evaluation of inguinal lymph nodes in patients with vulvar malignancy. J Ultrasound Med 12:255–258
9. Omlor G, Dill-Müller D, Gross G, Kautz G, Schuder G, Zaun H, Feifel G (1996) Elektive Lymphknotendissektion (ELND) beim Malignen Melanom – Stellenwert des Farbdopplerbefundes. Zentralbl Chir 121:469–473
10. Orfanos CE, Jung EG, Rassner G, Wolff HH, Garbe C (1994) Stellungnahme und Empfehlungen der Kommission malignes Melanom der Deutschen Dermatologischen Gesellschaft zur Diagnostik, Behandlung und Nachsorge des malignen Melanoms der Haut. Stand 1993/94. Hautarzt 45:285–291
11. Prayer L, Winkelbauer H, Gritzmann N, Winkelbauer F, Helmer M, Pehamberger H (1990) Sonography versus palpation in the detection of regional lymph-node metastases in patients with malignant melanoma. Eur J Cancer 26:827–830
12. Stutte H, Erbe S, Rassner G (1989) Lymphknotensonographie in der Nachsorge des malignen Melanoms. Hautarzt 40:344–349
13. Uren RF, Howman-Giles R, Thompson JF, Shaw HM, Quinn MJ, O'Brien CJ, McCarthy WH (1994) Lymphoscintigraphy to identify sentinel lymph nodes in patients with melanoma. Melanoma Res 4:395–399.

7 Praktisches Vorgehen bei der Lymphknotensonographie in verschiedenen Körperregionen, mit Orientierung an anatomischen Strukturen

K. Krämer

Einleitung

In dem folgenden Kapitel werden zuerst die anatomischen Grundlagen der Untersuchungsgebiete dargestellt und im Anschluß daran das Vorgehen der Sonographie dieser Areale beschrieben. Die anatomischen Ausführungen erheben nicht den Anspruch, ein komplettes Lehrbuch zu sein, sondern geben einen Überblick über die beschriebenen Gebiete. Weiterhin helfen sie sowohl bei der Orientierung während der Sonographie als auch bei der Beschreibung der sonographisch erhobenen Befunde.

Am Ende jedes Abschnittes wird ein Untersuchungsvorgang der jeweiligen Region dargestellt. Dies soll ein Vorschlag zum Vorgehen sein, ist jedoch nicht bindend. Empfehlenswert allerdings ist, daß jeder Untersucher für sich eine standardisierte Vorgehensweise entwickelt und auf diesem Wege jede Region komplett ohne Auslassen von Arealen untersucht.

Halsregion

Gliederung und Topographie. Die Grenzlinie zwischen Kopf und Hals verläuft vom Kinn entlang des Unterkieferrandes über den Kieferwinkel zum Ohransatz und zieht dann horizontal zur Protuberantia occipitalis externa. Die Grenzlinie zwischen Hals und Brust verläuft am Oberrand des Sternums entlang der Clavicula über das Acromion zum Vertebra prominens.

Neben diesen die Region begrenzenden knöchernen Strukturen verläuft der M. sternocleidomastoideus von cranial lateral nach caudal medial und somit lassen sich folgende für die Sonographie der Halsweichteile wichtige Regiones cervicales benennen (Abb. 1):
- Trigonum submandibulare
- Trigonum submentale
- Regio sternocleidomastoidea
- Trigonum caroticum
- Regio cervicalis lateralis
- Fossa supraclavicularis major
- Fossa supraclavicularis minor.

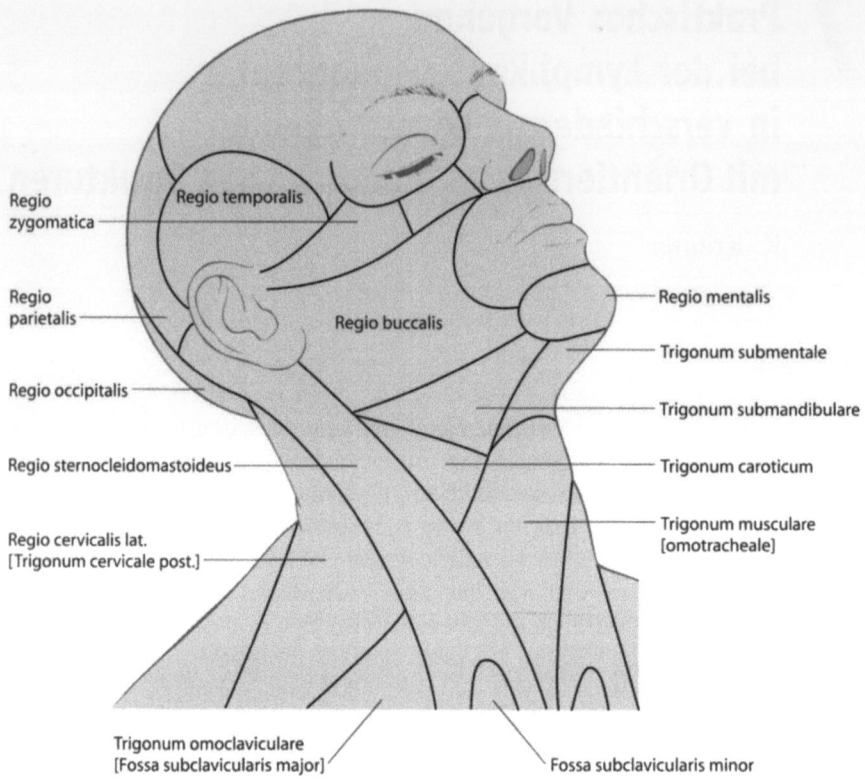

Abb. 1. Regionen des Gesichts, des Kopfes und des Halses. (Nach [12])

Knöcherne Strukturen. Neben den oben beschriebenen begrenzenden knöchernen Strukturen findet man im ventralen Hals lediglich einen Knochen, das Os hyoideum. Dieser hufeisenförmige Knochen hat keinerlei gelenkige oder knöcherne Verbindung. An ihm befestigen sich zahlreiche Muskel- und Bindegewebsstrukturen:
- suprahyale Muskulatur
- infrahyale Muskulatur.

Muskulatur des Halses. Die Halsmuskulatur gliedert sich in (Abb. 2 und 3; Tabelle 1)
- oberflächliche Muskulatur
  - Platysma
  - M. sternocleidomastoideus
- infra- und suprahyale Muskulatur
- tiefe Halsmuskulatur
  - Scalenusgruppe
  - prävertebrale Muskulatur.

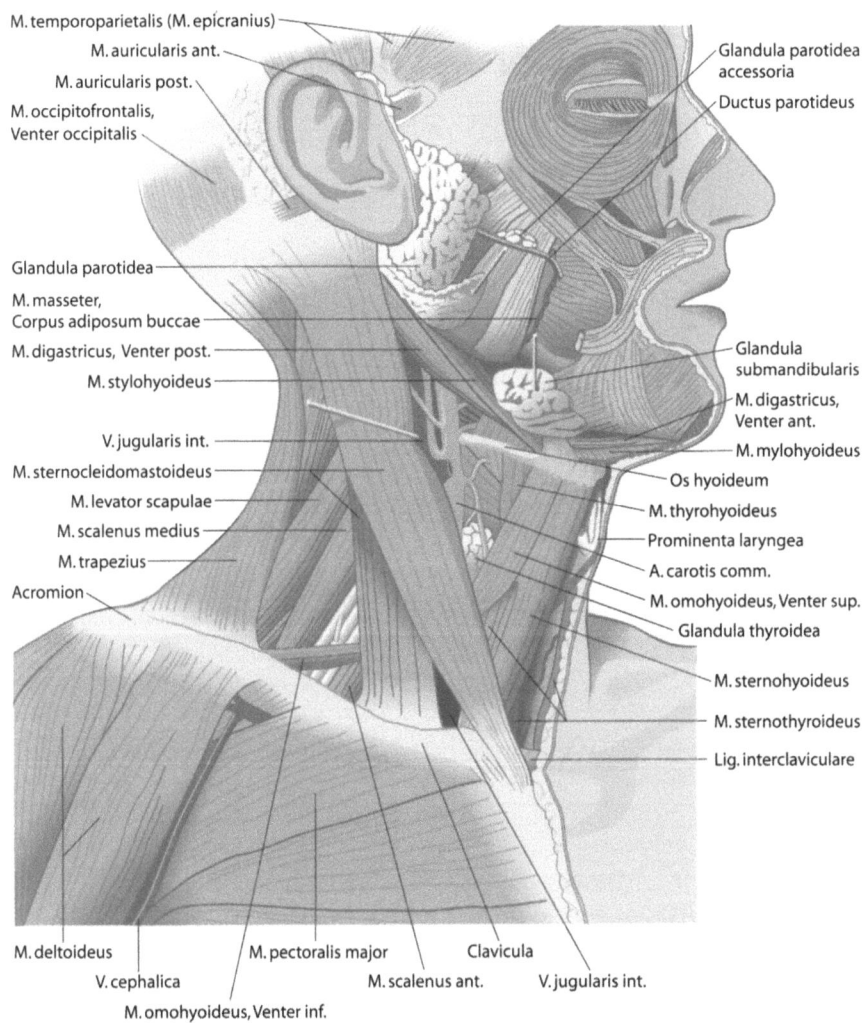

Abb. 2. Oberflächliche Schicht von Kopf, Hals und oberem Brustgebiet. (Nach [12])

Platysma. Das Platysma ist eine dünne Muskelplatte, die von dem großen Brust- und Deltamuskel zum Unterkiefer zieht. Es liegt der oberflächlichen Halsfaszie auf und bedeckt die V. jugularis externa.

M. sternocleidomastoideus. Der Kopfwender bestimmt das Halsprofil und entspringt zweiköpfig am Manubrium sterni (Caput sternale) und am Schlüsselbein (Caput claviculare). Ansatz ist der Processus mastoideus und die Linea nuchae superior.

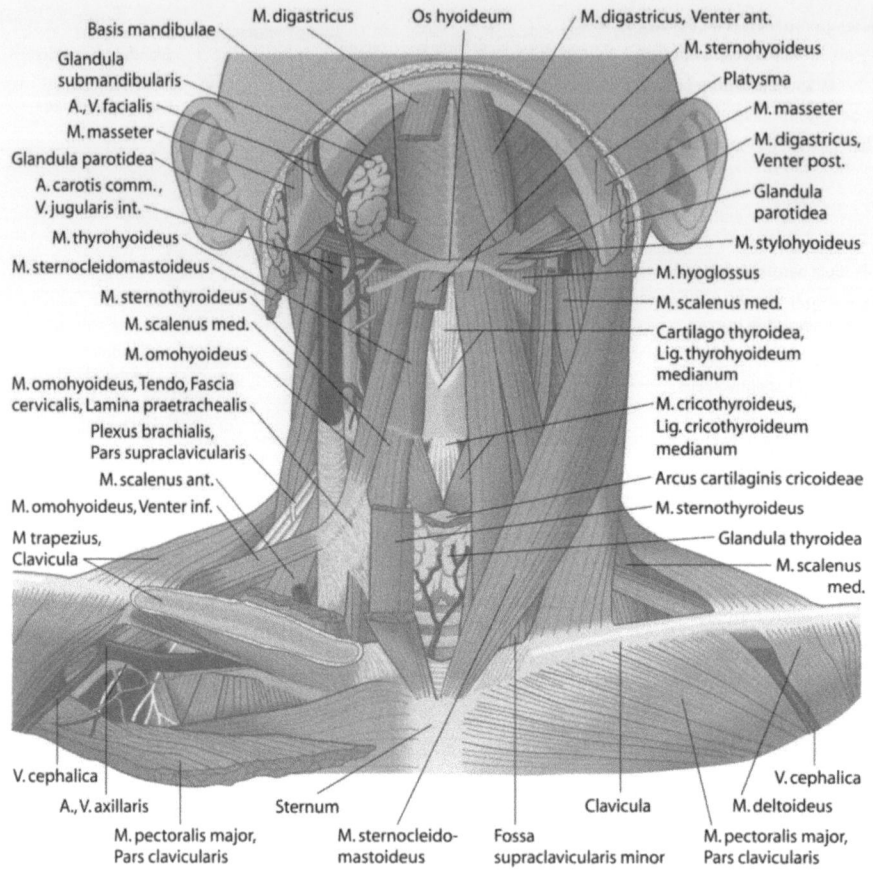

Abb. 3. Hals- und Mundbodenmuskulatur in der Ansicht von vorne. (Nach [12])

Infra- und suprahyale Muskulatur. Diese Muskelgruppen bestehen aus je vier Muskeln, die direkten oder indirekten (über Kehlkopf) Einfluß auf das Os hyoideum haben.

Tiefe Halsmuskulatur. Die tiefe Halsmuskulatur liegt lateral und ventral der Halswirbelsäule und demnach wird eine laterale oder Skalenusgruppe und eine mediale oder prävertebrale Gruppe unterschieden.

Fascia cervicalis. Unter dem Begriff der Halsfaszie, Faszcia cervicalis, werden die Verdichtungen des Bindegewebsapparates im Halsbereich zusammengefaßt. Dieser Sammelbegriff läßt sich wie folgt unterteilen:

Lamina superficialis. Diese Fascie umhüllt oberflächlich alle Gebilde des Halses mit Ausnahme des Platysmas. Sie liegt unter dem Platysma und ist an der Unterkante der Mandibula befestigt. Nach cranial setzt sie sich in die Fascia masseterica des Kopfes fort. Sie hüllt den M. sternocleidomastoi-

Tabelle 1. Übersicht der Halsmuskulatur

Muskel	Ursprung	Ansatz	Nerv
Oberflächliche Halsmuskulatur			
Platysma	Basis mandibulae, Fascia parotidea	Fascia pectoralis	R. colli n. facialis
M. sternocleido-mastoideus	Caput med.: Manubrium sterni; Caput lat.: Clavicula	Proc. mastoideus, Linea nuchae sup.	N. accessorius, Plexus cervicalis
Infrahyale Muskulatur			
M. sternohyoideus	Manubrium sterni	Corpus ossis hyoidei	Ansa cervicalis (Nervenschlinge C_1–C_3)
M. sterno-thyroideus	Manubrium sterni, 1. Rippe	Linea obliqua der Cartilago thyroidea	Ansa cervicalis
M. thyrohyoideus	Linea obliqua der Cartilago thyroidea	Corpus ossis hyoidei	Ansa cervicalis
M. omohyoideus	Venter sup.: Corpus ossis hyoidei; Venter inf.: Lig. transversum scapulae	Vereinigung der beiden Bäuche über eine Zwischensehne, die über die mittlere Halsfascie mit der Vagina carotica verbunden ist	Ansa cervicalis
Suprahyale Muskulatur			
M. stylohyoideus	Dorsalfläche der Proc. styloideus	Corpus und Cornu majus des Os hyoideum (der gespaltene Muskelbauch umfaßt die Sehne des M. digastricus)	N. VII
M. digasticus			
Venter posterior	Incisura mastoidea ossis temporalis		N. VII
Venter anterior	Zwischensehne ist mit dem Cornu min. ossis hyoidei verbunden	Fossa digastrica	N. mylohyoideus (aus N. V_3)
M. mylohyoideus	Linea mylohyoidea der Mandibula	Raphe mylohyoidea und Os hyoideum	N. mylohyoideus (aus N. V_3)
M. geniohyoideus	Spina geniohyoidei der Mandibula	Corpus ossis hyoidei	N. hypoglossus
Scalenusgruppe			
M. scalenus ant.	Proc. transversus 3.–6. Halswirbel	Tuberculum m. scaleni anterioris der 1. Rippe	Rr. ventrales nn. cervicales
M. scalenus med.	Proc. transversus 1.–7. Halswirbel	1. Rippe	Rr. ventrales nn. cervicales
M. scalenus post.	Proc. transversus 5.–6. Halswirbel	2. Rippe	Rr. ventrales nn. cervicales

Tabelle 1 (Fortsetzung)

Muskel	Ursprung	Ansatz	Nerv
Prävertebrale Muskulatur			
M. longus colli	untere Hals- u. obere Brustwirbelkörper, Tuberculum ant. Proc. transversi der oberen Halswirbel	Körper der oberen Halswirbel, Tuberculum ant. atlantis, Querfortsätze der unteren Halswirbel	Rr. ventrales nn. cervicales
M. longus capitis	Tubercula anteriora des 3.–6. Halswirbelquerfortsatzes	Pars basilaris ossis occipitale	Rr. ventrales nn. cervicales
M. rectus capitis ant.	Proc. transversus atlantis	Pars basilaris ossis occipitale	Rr. ventrales nn. cervicales

deus ein und bedeckt als Fascia nuchae die dorsale Oberfläche des M. trapezius. Caudal verbindet sie sich mit der Clavicula und geht in die Fascia pectoralis über. Außerdem befestigt sie sich am Os hyoideum und bildet eine Fascientasche für die Glandula submandibularis.

Lamina praetrachealis. Diese dreieckige Fascie spannt sich zwischen den Bäuchen der beiden Mm. omohyoidei auf. Ihre Spitze befindet sich am Os hyoideum und ihre Basis an den Claviculae und an der Sternuminnenseite. Diese Fascie umhüllt die infrahyale Muskulatur und ist mit dem Bingewebsstumpf, der den Gefäßnervenstrang des Halses umschließt (Vagina carotica), verbunden.

Durch Kontraktion der Mm. omohyoidei wird diese Faszie angespannt und diese zieht an den Vaginae caroticae. Dadurch wird das Lumen der V. jugularis interna offengehalten (in dieser herznahen Vene besteht Unterdruck).

Lamina praevertebralis. Diese tiefste Fascie spannt sich von der Schädelbasis bis zum Brustkorb auf, wo sie in die Fascia endothoracica übergeht. Sie ist an den Halswirbeln fixiert. Weiterhin umspannt sie die Mm. scaleni, den M. longus capitis und den M. longus colli und bedeckt den Truncus sympathicus, den Plexus brachialis und die A. subclavia.

Organe des Halses. Im Bereich des Halses liegen folgende Organe:
- Rachen (Pharynx)
- Kehlkopf (Larynx)
- Schilddrüse (Glandula thyroidea) und Nebenschilddrüse (Glandula parathyroidea).

Rachen (Pharynx). Dieser 12–15 cm lange membranös-muskuläre Schlauch erstreckt sich von der Schädelbasis bis zum Beginn des Ösophagus in Höhe des Ringknorpels und verbindet sowohl Mundhöhle und Ösophagus sowie Nasenhöhle und Kehlkopf. Er wird in drei Stockwerke aufgeteilt:

- Pars nasalis
- Pars oralis
- Pars laryngea.

Kehlkopf (Larynx). Der Kehlkopf ist der proximale Teil der Luftröhre und ist sowohl der Verschluß der oberen Luftwege als auch das Tonbildungsorgan. Er besteht aus einem Knorpelskelett, welches durch Gelenke, Bänder und Membranen beweglich verbunden ist. Die Stellung der Knorpel und die Spannung der Bänder wird durch die Kehlkopfmuskulatur reguliert.

Schilddrüse (Glandula thyroidea) und Nebenschilddrüse (Glandula parathyroidea). Die Schilddrüse liegt schmetterlingsförmig ventral der Luftröhre in Höhe des 2.-4. Trachealknorpels auf (Abb. 3). Sie besteht aus einem rechten und linken Lappen (Lobus dexter und sinister), die über den Isthmus verbunden sind. Nicht selten findet sich auch ein Lobus pyramidalis zwischen den beiden Lobi, der entwicklungsgeschichtlich dem frühzeitig obliterierten Ductus thyreoglossus entspricht. Die Schilddrüse wird von zwei Bindegewebskapseln umgeben (äußere und innere Kapsel). Zwischen diesen findet sich lockeres Bindegewebe mit Blutgefäßen sowie dorsal die vier linsengroßen Nebenschilddrüsen.

Leitungsbahnen

Arterien. Im Bereich des Aortenbogens entspringen der Truncus brachiocephalicus, A. carotis communis sinistra und die A. subclavia sinistra. Der Truncus brachiocephalicus teilt sich in Höhe des Sternoclaviculargelenks in die A. carotis communis dextra und die A. subclavia dextra. Die A. subclavia zieht durch die Scalenuslücke bogenförmig zwischen Clavicula und erster Rippe in die Achselhöhle. Die A. carotis communis verläuft ohne Astabgang in der Gefäß-Nerven-Straße medial der V. jugularis interna und des N. vagus unter dem M. sternocleidomastoideus zum Schildknorpeloberrand und erweitert sich dort zum Sinus caroticus (Trigonum caroticum). Dort teilt sie sich in die A. carotis interna und externa auf. Die meist medial ventral der A. carotis interna gelegene A. carotis externa zieht oberflächlich durch das Trigonum caroticum, dann unter dem Venter posterior des M. digastricus und dem M. stylohyoideus und über die Fossa retromandibularis in die Gl. parotidea. Sie gibt im Verlauf folgende Äste ab: A. thyroidea superior, A. lingualis, A. facialis, Rr. sternocleidomastoidei, A. pharyngea ascendens, A. occipitalis, A. auricularis posterior, A. maxillaris, A. temporalis superficialis.

Die A. carotis interna zieht ohne Astabgang durch den Canalis caroticus des Felsenbeines in die Schädelgrube und gibt im Bereich des Halses keine Äste ab.

Venen. Im allgemeinen verlaufen die Venen wie die gleichnamigen Arterien, gehen jedoch häufiger Anastomosen ein und bilden Venengeflechte (Plexus venosi).

Lymphgefäße. Im Bereich des vorderen Gesichtes und der Kopfschwarte gibt es kaum bis keine Lymphknoten. Im Kopf- und Halsbereich gibt es Lymphknoten, die Lymphe aus einem Gebiet direkt filtern, sogenannte regionale Lymphknoten, wie die Nodi lymphatici occipitales, retroauriculares, submandibulares, submentales und cervicalis superficialis. Die Lymphe aus diesen Lymphknoten fließt in die überregionalen Lymphknoten, die Nodi lymphatici cervicales profundi, ab (Abb. 4).

Die Lymphe aus den Nodi lymphatici parotidei und buccales fließt über die Nn. lymphatici submandibulares in die Nodi lymphatici cervicales profundi. Zu den Nodi lymphatici cervicales profundi zählt der Nodus lymphaticus jugulodigastricus.

Die Lymphe aus den überregionalen Lymphknoten sammelt sich über den Truncus jugularis, der entlang der großen Halsgefäße zum Venenwinkel zwischen V. jugularis interna und V. subclavia zieht, um rechts in den Ductus lymphaticus dexter und links in den Ductus thoracicus zu münden.

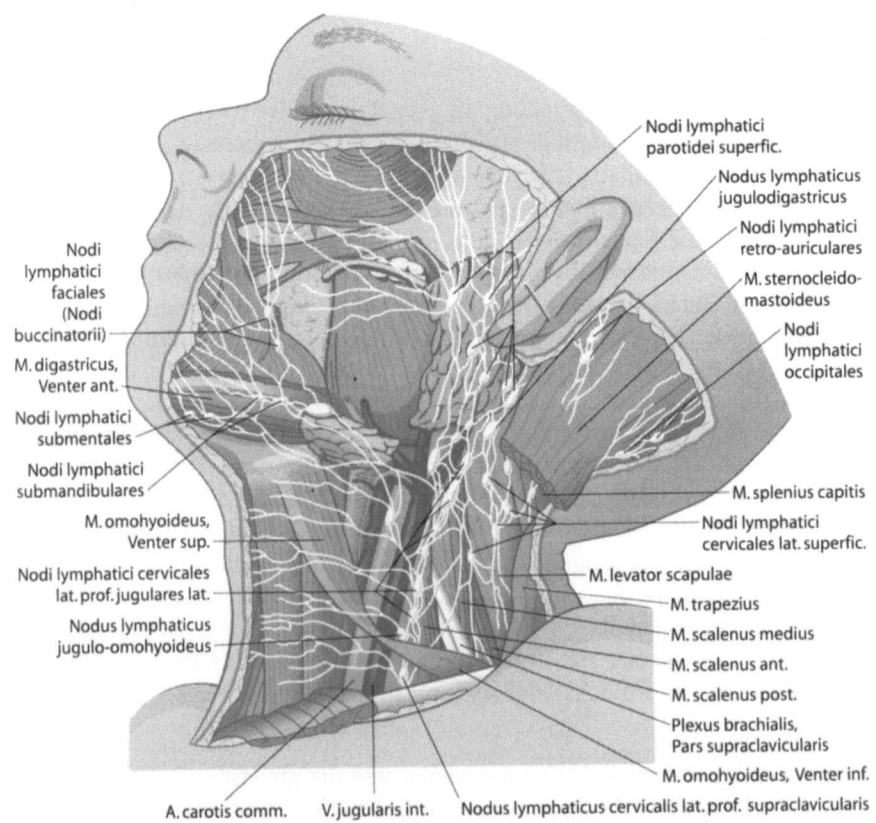

Abb. 4. Oberflächliche und tiefe Lymphknoten im Gesichts- und Halsbereich. (Nach [12])

Ablauf der sonographischen Untersuchung. Bei der Untersuchung der Halsweichteile ist es empfehlenswert, den Patienten in Rückenlage zu lagern. Der Kopf sollte locker zur nicht untersuchten Seite gedreht sein, um so optimale Einsehbarkeit zu gewährleisten (Abb. 5).

Es kann mit der Sonographie im Bereich der Wange direkt präauriculär mit quergestelltem Schallkopf begonnen werden. Nach Abfahren dieses Areals mit quer und längs gestelltem Schallkopf fährt man entlang des Kieferwinkels mit längsgestelltem Schallkopf nach submandibulär bis submental. In diesem Bereich sollte der Schallkopf regelmäßig gekippt werden, um so das Gebiet unter der Mandibula gut einsehen zu können.

Nach Aufsuchen der Halsgefäßscheide submandibulär fährt man mit quergestelltem Schallkopf diese nach distal ab (Abb. 6). Die Clavicula stellt wieder ein knöchernes Hindernis dar und das Areal hinter der Clavicula sollte durch fächerförmiges Kippen des Schallkopfes wie bei der Mandibula einsehbar gemacht werden. Des weiteren sollte sowohl medial (Abb. 7) als auch lateral dieser Halsgefäßscheide untersucht werden. Empfehlenswert ist es im lateralen Bereich bis nach retroauriculär und occipital zu sonographieren und den Schallkopf weiter nach distal entlang des M. trapezius bis

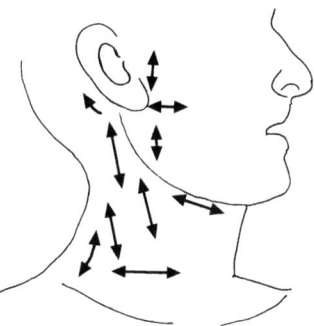

Abb. 5. Schallkopfführung im Bereich der Halsweichteile

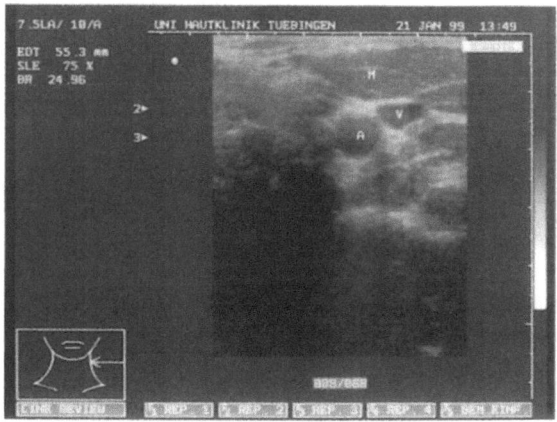

Abb. 6. Sonographie der oberen Halsweichteile der linken Seite mit quergestelltem Schallkopf (M = M. sternocleidomastoideus, A = A. carotis communis, V = V. jugularis interna)

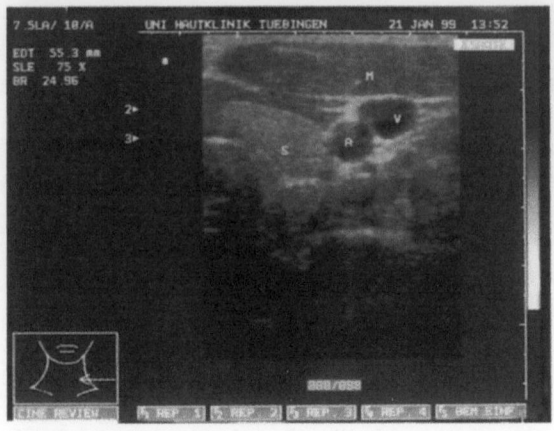

Abb. 7. Sonographie der unteren Halsweichteile der linken Seite mit quergestelltem Schallkopf (M = M. sternocleidomastoideus, A = A. carotis communis, V = V. jugularis interna, S = Schilddrüse)

zum Acromion zu führen. Diese Areale entsprechen dem hinteren Halsdreieck und der supraclaviculären Region.

Neben der Sonographie mit quergestelltem Schallkopf hat es sich bewährt, das ganze Areal auch mit längsgestelltem Schallkopf abzufahren. Alle gefundenen Raumforderungen sollten in allen Dimensionen dargestellt, Bild-dokumentiert und vermessen werden. Zur Beschreibung der Raumforderungen empfiehlt sich die Verwendung von anatomischen Strukturen und die Angabe der Tiefe der Raumforderungen.

Achselregion

Gliederung und Topographie. Bei der Ansicht des Schulterbereichs von ventral liegt direkt distal der Clavicula zwischen der Regio pectoralis und der Regio deltoidea die Fossa infraclavicularis mit dem Trigonum clavipectorale. Direkt distal davon liegt die Regio axillaris mit der Fossa axillaris (Abb. 8).

Bei mäßig abduziertem Arm stellt die Achselhöhle, Spatium axillare, eine unregelmäßige vierseitige Pyramide dar, deren Spitze hinter der Clavicula in das seitliche Halsdreieck reicht und deren Basis die behaarte Achselgrube, Fossa axillaris, bildet. Die *vordere Wand* bildet die vordere Achselfalte, Plica axillaris, bestehend aus der Fascia clavipectoralis und dem M. pectoralis major. Die *mediale Wand* bildet der mit einer derben Fascie überzogene M. serratus anterior, der der Thoraxwand aufliegt. Die *dorsale Wand* wird oben aus dem M. subscapularis und der Scapula, unten aus M. teres major und dem M. latissimus dorsi gebildet. Die *laterale Wand* wird von dem Humerus, dem Caput breve des M. biceps brachii und dem M. coracobrachialis gebildet. Die *Basis* besteht aus der Fascia axillaris und der Achselhaut (Abb. 9).

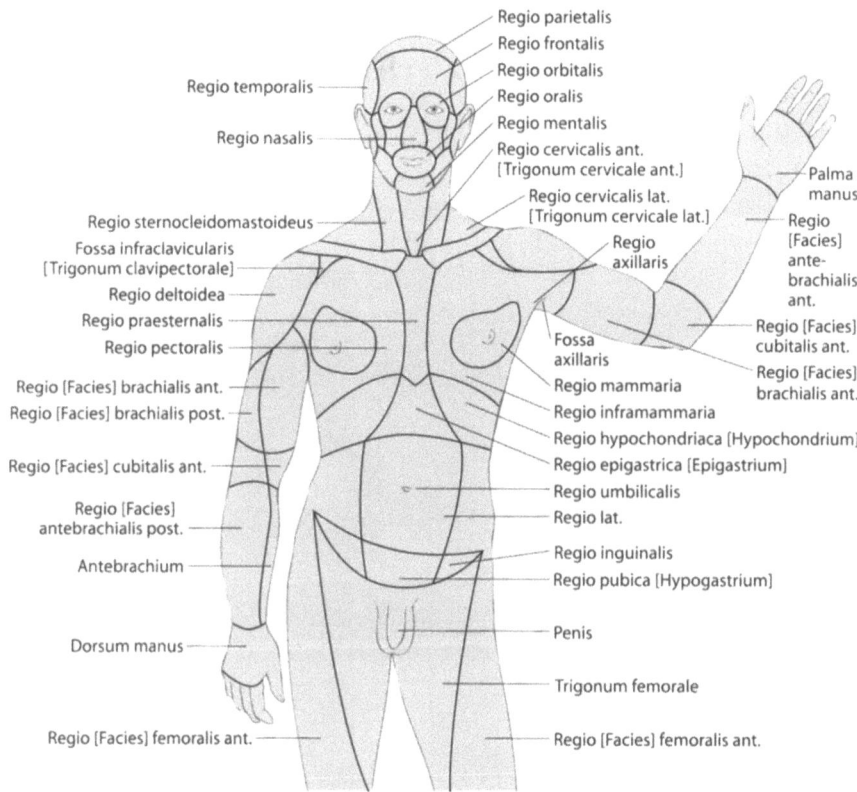

Abb. 8. Ventrale Körperregionen. (Nach [12])

Bindegewebsfettkörper. Entsprechend der oben beschriebenen Begrenzungen des Spatium axillare gleicht der Bindegewebsfettkörper einer Pyramide, deren Spitze sich nach oben hinter der Clavicula in das seitliche Halsdreieck fortsetzt. Durch die mediale Achsellücke ist das Spatium axillare mit der Regio scapularis und durch die laterale Achsellücke mit dem Spatium subdeltoideum verbunden. Nach unten medial setzt sich der Bindegewebsfettkörper in das gefäßbegleitende Bindegewebe im Sulcus bicipitalis medialis, nach vorne und seitlich in das der vorderen und seitlichen Brustwand fort. Das durch die Achselhöhle ziehende Gefäß-Nerven-Bündel wird von einer bindegewebigen Hülle umgeben, von welcher bindegewebige Stränge zu den Wänden ziehen. Diese sorgen bei der Verformung der Wände für eine Verlagerung des Gefäß-Nerven-Bündels und schützen dieses vor Druck und Zerrung bei Bewegungen des Schultergürtels und des Armes. Die Bindegewebsmaschen sind mit Fettgewebe aufgefüllt.

Muskulatur. In Tabelle 2 werden die das Spatium axillare begrenzenden Muskeln aufgeführt.

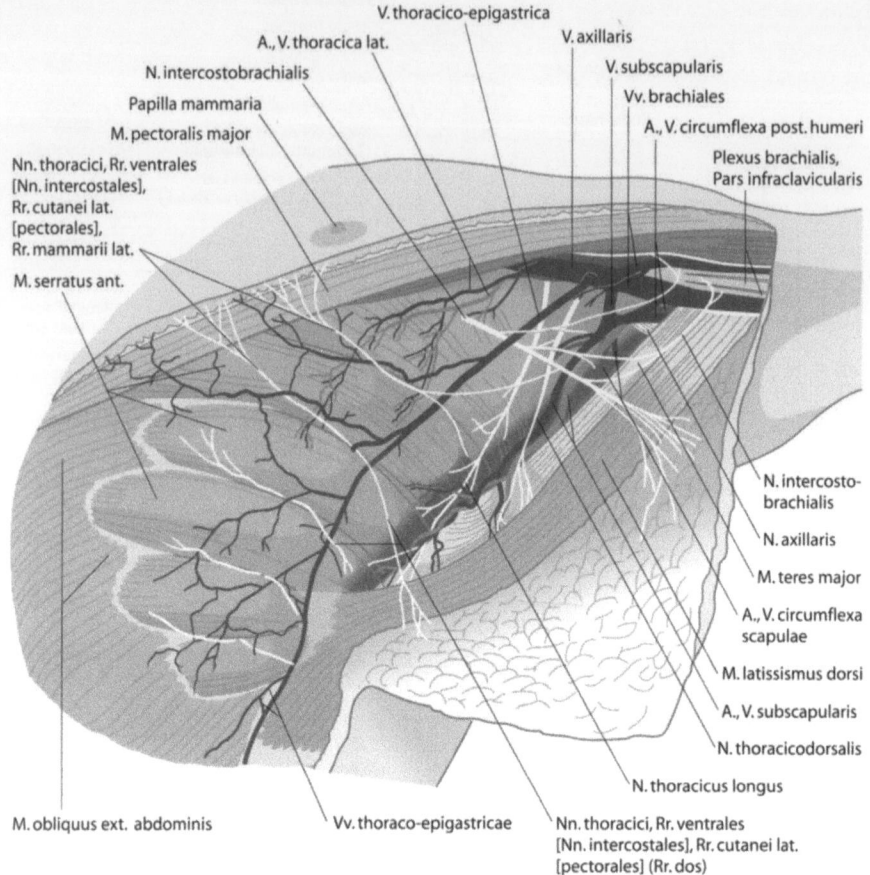

Abb. 9. Oberflächliche Schicht der Nerven und Gefäße der linken Achselhöhle. (Nach [12])

Leitungsbahnen

Gefäßnervenstrang. Der Gefäßnervenstrang liegt in der Nähe der vorderen Wand des Spatium axillare und setzt sich zusammen aus der A. und V. axillaris, großen Lymphgefäßen und dem infraclaviculären Anteil des Plexus brachialis. Der Gefäßnervenstrang wird topographisch in drei Strecken unterteilt: in der *proximalen Strecke*, zwischen Clavicula und Oberrand des M. pectoralis minor, liegt die V. axillaris ventral und medial, die A. axillaris etwas tiefer und lateral und der Plexus brachialis am weitesten dorsal und lateral. In der *mittleren Strecke*, unter dem M. pectoralis minor, kommt es zu einer Umordnung des Gefäßnervenstranges. Die aus dem Plexus brachialis hervorgegangenen Trunci formen sich in drei Fasciculi um, die die A. axillaris umschließen. In der *distalen Strecke*, von M. pectoralis minor zum Unterrand des M. pectoralis major, gehen aus den Fasciculi die langen Nervenstränge des Armes hervor.

Tabelle 2. Übersicht der die Axilla betreffenden Muskulatur

Muskel	Ursprung	Ansatz	Nerv
M. pectoralis major			
Pars clavicularis	Mediale Hälfte der Clavicula	Crista tuberculi majoris humeri	N. pectoralis medialis und N. pectoralis lateralis
Pars sternocostalis	Manubrium und Corpus sterni, 2.–7. Rippenknorpel		
Pars abdominalis	Vorderes Blatt der Rektusscheide		
M. serratus anterior	1.–9. Rippe	Medialer Rand und oberer und unterer Winkel der Scapula	M. thoracicus longus
M. subscapularis	Fossa subscapularis	Traberculum minus, Gelenkkapsel	N. subscapularis
M. teres major	Angulus inferior der Scapula	Crista tuberculi minoris	N. thoracodorsalis (oder ein Ast des N. subscapularis)
M. latissimus dorsi	Processus spinosi der 6 unteren Brustwirbel und aller Lendenwirbel, Facies dorsalis des Os sacrum, Labium externum der Crista iliaca, 9.–12. Rippe und meist auch vom Angulus inferior der Scapula. Ursprungsaponeurose: oberflächliches Blatt der Fascia thoracolumbalis	Crista tuberculi minoris vor dem Ansatz des M. teres major	N. thoracodorsalis
M. biceps brachii			
Caput longum	Tuberculum supraglenoidale	Tuberositas radii; mit der Aponeurosis m. bicipitis brachii an der Fascia antebrachii	N. musculocutaneus, evtl. zusätzlich Äste aus dem N. medianus
Caput breve	Processus coracoideus		
M. coracobrachialis	Processus coracoideus	Anteromedial am mittleren Humerusdrittel	N. musculocutaneus

Im Spatium axillare entspringen aus der A. axillaris folgende Äste: A. thoracica superior, A. thoracoacromialis, A. thoracica lateralis, A. subscapularis, A. circumflexa humeri anterior und posterior. Die im Gefäßnervenstrang ventromedial gelegene V. axillaris geht aus den Vv. brachiales hervor und es münden zahlreiche kleinere den Arterien gleichnamige Venen ein. Im Trigonum clavipectorale mündet die V. cephalica (Abb. 9).

Lymphgefäßsystem. Die Lymphbahnen in der Achselhöhle folgen den oberflächlichen Venen und dem tiefen Gefäßnervenstrang. Die 20–30 Lymphknoten werden in eine oberflächliche und eine tiefe Gruppe eingeteilt: Zu der *oberflächlichen Lymphknotengruppe* der Achselhöhle, den Nodi lymphatici axillaris superficialis, zählen die Nodi lymphatici axillares pectorales (am Rand des M. pectoralis major), Nodi lymphatici axillares laterales (seitlich entlang der V. axillaris) und Nodi lymphatici axillares subscapulares (entlang der Vasa subscapularia). Zu der *tiefen Lymphknotengruppe* der Achselhöhle, Nodi lymphatici axillares profundi, zählen die Nodi lymphatici axillares centrales (entlang der V. axillaris unter dem M. pectoralis minor) und die Nodi lymphatici axillares apicales oder infraclaviculares (direkt unterhalb der Clavicula entlang der V. axillaris) (Abb. 10).

Ablauf der sonographischen Untersuchung. Der Patient wird in Rückenlage mit ca. 120° abduziertem und außenrotiertem Arm gelagert. Die Hand kommt so über dem Kopf zu liegen und das Areal ist sonographisch gut einsehbar (Abb. 11). Es wird empfohlen, an der Oberarminnenseite im proximalen Drittel mit der Untersuchung mit quergestelltem Schallkopf zu beginnen, da dort das Gefäß-Nerven-Bündel am einfachsten aufzusuchen ist. Die Untersuchung erfolgt entlang dieser Gefäße nach proximal in die Achselhöhle (Abb. 12) und weiter nach distal entlang der seitlichen Thorax-

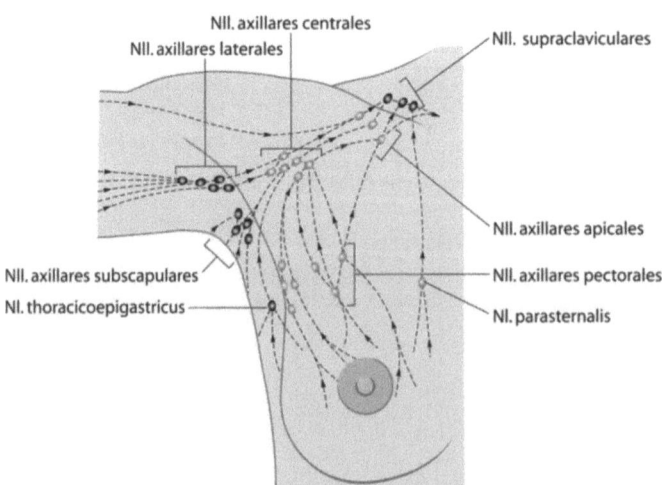

Abb. 10. Lymphknotengruppen der Achselhöhle und der Brustdrüse. (Nach [14])

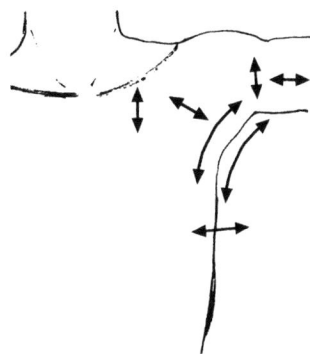

Abb. 11. Schallkopfführung im Bereich der Axilla und Infraclavicularregion

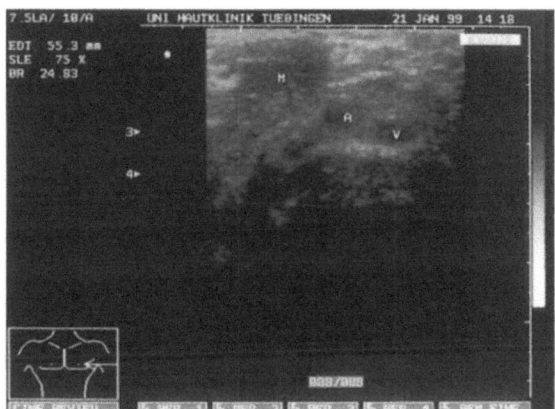

Abb. 12. Sonographie der linken Axilla mit quergestelltem Schallkopf (M = M. pectoralis major, A = A. axillaris, V = V. axillaris)

wand. Weiterhin sollte nun sowohl lateral als auch medial der Gefäße untersucht werden und dann auf die seitliche Thoraxwand bis an die hintere Achselfalte übergehend sonographiert werden mit der Darstellung des lateralen Anteils des M. latissimus dorsi. Im ventralen Bereich empfiehlt es sich, über die vordere Achselfalte hinaus auf die Regio pectoralis zu untersuchen. Anschließend sollte mit längsgestelltem Schallkopf die ganze Region untersucht werden und insbesondere unter dem Brustmuskel mit leichtem Druck und unter Kippen des Schallkopfes sonographiert werden.

Die Axillenspitze und die Regio infraclavicularis (Abb. 13) läßt sich am einfachsten mit neben dem Körper gelagertem Arm untersuchen (sowohl mit längs- als auch quergestelltem Schallkopf). Infraclaviculär sollte der quergestellte Schallkopf wieder fächerformig gekippt werden, um dieses Areal sowohl im Bereich der Gefäße als auch der muskulären Strukturen einsehen zu können. Alle gefundenen Raumforderungen sollten in allen Dimensionen dargestellt, Bild-dokumentiert und vermessen werden. Zur Beschreibung der Raumforderungen empfiehlt sich die Verwendung von anatomischen Strukturen und die Angabe der Tiefe der Raumforderungen.

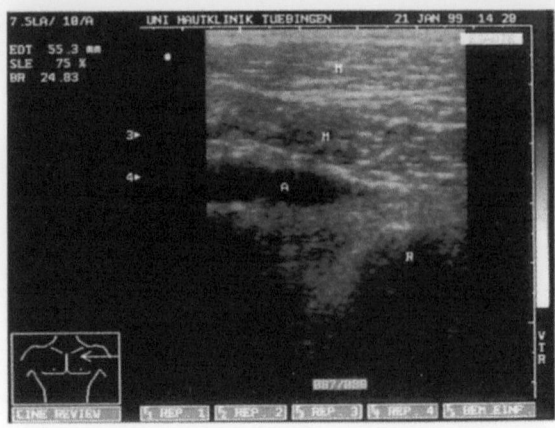

Abb. 13. Sonographie der linken Infraclavicularregion mit quergestelltem Schallkopf (M = M. pectoralis, A = A. axillaris, R = Rippe)

Leistenregion

Gliederung und Topographie. Die Regio inguinalis liegt direkt distal der Regio abdominalis lateralis und grenzt medial an die Regio pubica, die direkt distal der Regio umbilicalis liegt. Die Regio inguinalis und die Regio pubica bilden zusammen die Regio abdominis inferior. Weiter distal des Leistenbandes findet man die Regio subinguinalis, die in das Trigonum femorale übergeht und lateral an die Regio femoralis anterior grenzt (Abb. 14).

Die dreieckige Regio subinguinalis wird vom Leistenband, dem M. sartorius und dem M. adductor longus begrenzt. Innerhalb dessen bilden der M. iliopsoas und der M. pectineus eine Rinne, die Fossa iliopectinea, die die wichtigen Blut- und Lymphgefäße und den N. femoralis beinhaltet. Der M. iliopsoas und diese Leitungsbahnen treten unter dem Leistenband durch die Lacuna vasorum (medial) und musculorum (lateral) hindurch.

Die Fascia lata teilt diese Region in eine oberflächliche und tiefe Regio subinguinalis (Abb. 15).

Oberflächliche Regio subinguinalis. Zwischen Haut und Fascia lata liegen die Nodi lymphatici inguinalis superficialis und subkutane Venen. Diese kommen von allen Seiten und bilden den Venenstern. Die oberflächlichen Nerven und Arterien sind praktisch von geringer Bedeutung in diesem Areal. Die Lymphknoten sind in zwei Zügen angeordnet und liegen parallel zum Leistenband und parallel zur V. saphena magna.

Die Vereinigung der Venen im Venenstern bestehend aus Venen von der vorderen und seitlichen Bauchwand und vom äußeren Genitale und vom Bein (V. saphena magna) unterliegt einer großen Variationsbreite. Zusammen ziehen sie mit Lymphgefäßen und Nerven durch den Hiatus saphenus in die Tiefe, wo die V. saphena magna in die V. femoralis mündet. Der Hiatus saphenus ist meist keine Lücke in der Fascia lata, sondern eine netzartige Struktur, die Fascia cibrosa (Abb. 15).

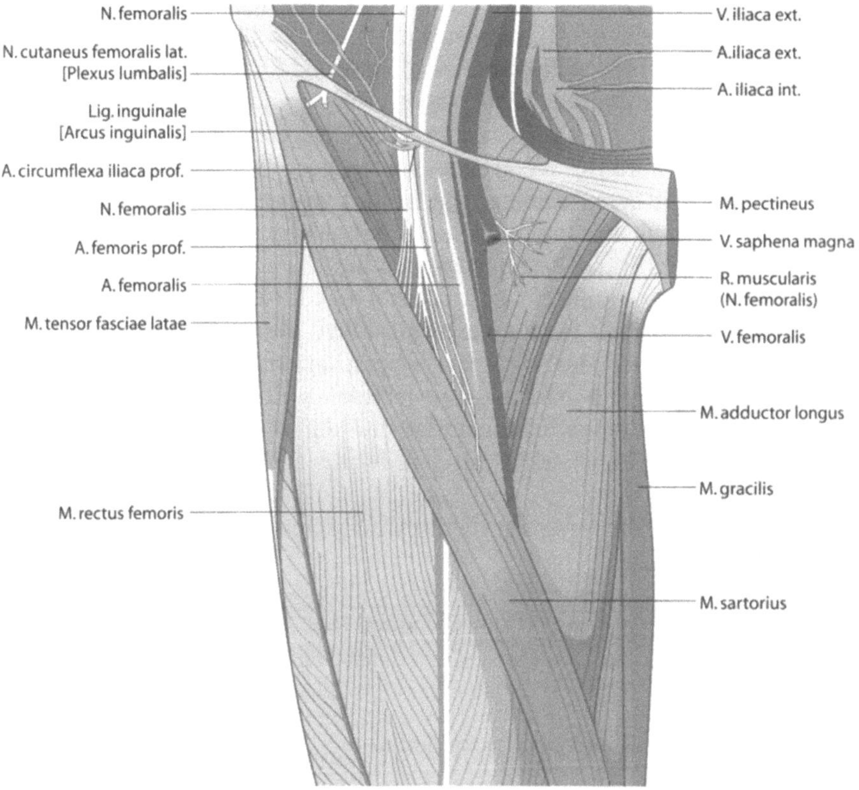

Abb. 14. Nerven und Gefäße der ventralen Fläche des rechten Oberschenkels. (Nach [13])

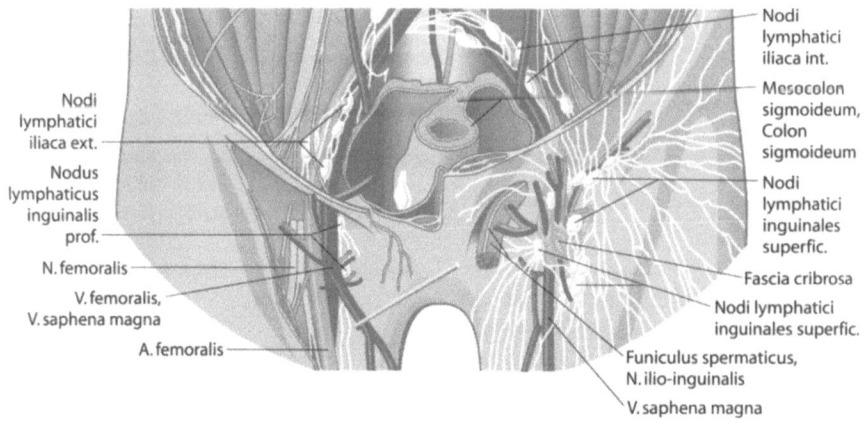

Abb. 15. Lymphgefäße und Lymphknoten in der Leiste. (Nach [13])

Tiefe Regio subinguinalis. Diese tiefe Regio subinguinalis erstreckt sich zwischen Fascia lata, der Hinterwand aus dem M. iliopsoas und dem M. pectineus und der medialen Wand aus dem M. adductor longus.

Der M. iliopsoas und der M. pectineus bilden eine Rinne, die Fossa iliopectinea, in der von medial nach lateral folgende Leitungsbahnen liegen: V. femoralis, A. femoralis, der fächerartig aufgezweigte N. femoralis und Lymphbahnen mit Lymphknoten, den Nodi lymphatici inguinalis profundi. Zu den Nodi lymphatici inguinalis profundi gehört auch der Rosenmüller-Lymphknoten, der in der Lacuna vasorum liegt.

Die A. und V. femoralis ziehen aus der Fossa iliopectinea in den Adduktorenkanal, welcher sie in die Kniekehle führt. Der Adduktorenkanal beginnt etwas unterhalb der Mitte des Oberschenkels und wird aus Fasern des M. adductor longus und magnus gebildet, welche in eine Aponeurose übergehen (Membrana vastoadductoria) und am M. vastus medialis anheftet. Der Adduktorenkanal endet mit dem Hiatus adductorius (tendineus).

Muskulatur. In Tabelle 3 werden die Muskeln aufgeführt, die die Regio subinguinalis begrenzen.

Ablauf der sonographischen Untersuchung. Der Patient liegt auf dem Rücken, das Bein der zu untersuchenden Leiste sollte leicht nach außen ro-

Tabelle 3. Übersicht der die Leiste betreffenden Muskulatur

Muskel	Ursprung	Ansatz	Nerv
M. sartorius	Spina iliaca anterior superior	Pes anserinus, Condylus medialis der Tibia, proximaler Teil der medialen Tibiafläche	N. femoralis
M. adductor longus	Corpus ossis pubis, Symphysis pubica	Labium mediale der Linea aspera des mittleren Femurdrittels	N. obturatorius
M. pectineus	Pecten ossis pubis	Linea pectinea	N. femoralis und N. obturatorius
M. iliopsoas			
M. psoas major	*Ventrale Schicht:* 12. BWK und 1.–4. LWK, sowie den zugehörigen Zwischenwirbelscheiben *Dorsale Schicht:* Processus costales aller Lendenwirbel	Trochanter minor	Plexus lumbalis
M. psoas minor	12. BWK und 1. LWK	Fascia iliaca Arcus iliopectineus	
M. iliacus	Fossa iliaca	Trochanter minor	

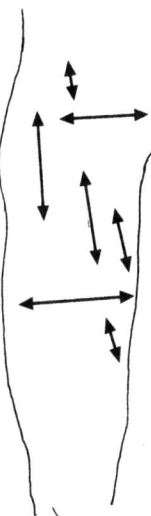

Abb. 16. Schallkopfführung im Bereich der Leiste

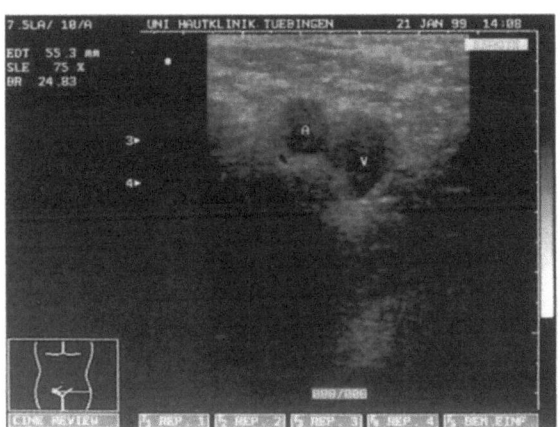

Abb. 17. Sonographie der rechten Leiste in Höhe des Leistenbandes mit quergestelltem Schallkopf (A = A. femoralis, V = V. femoralis)

tiert sein (<10°) (Abb. 16). Mit quergestelltem Schallkopf wird das Gefäßbündel sonographisch aufgesucht (Abb. 17) und von proximal nach distal dargestellt. Die großen Gefäße sollten so weit es geht im Adduktorenkanal verfolgt werden (Abb. 18).

Nach Darstellung der großen Gefäße untersucht man nun von ca. 10 cm oberhalb des Leistenbandes bis zur Mitte des Oberschenkels sowohl lateral als auch medial bis auf den Mons pubis und übergehend auf die laterale Hüfte. Insbesondere der mediale proximale Oberschenkel sollte mit untersucht werden. Nach Darstellung der Region mit quergestelltem Schallkopf erfolgt zum Abschluß die Sonographie mit längsgestelltem Schallkopf (Abb. 16).

Alle gefundenen Raumforderungen sollten in allen Dimensionen dargestellt, Bild-dokumentiert und vermessen werden. Zur Beschreibung der

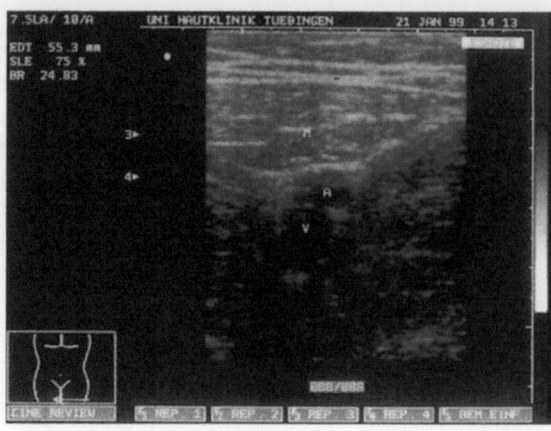

Abb. 18. Sonographie des rechten Adduktorenkanals mit quergestelltem Schallkopf (M = M. sartorius, A = A. femoralis, V = V. femoralis)

Raumforderungen empfiehlt sich die Verwendung von anatomischen Strukturen und die Angabe der Tiefe der Raumforderungen.

Literatur

1. Benninghoff A (1994) Anatomie Band 1, 15. Aufl. Urban & Schwarzenberg, München
2. Benninghoff A (1994) Anatomie Band 2, 15. Aufl. Urban & Schwarzenberg, München
3. Kahle W, Leonhardt H, Platzer W (1991) Taschenatlas der Anatomie, 6. überarb. Aufl. Georg Thieme Verlag, Stuttgart
4. Rauber A, Kopsch F (1998) Anatomie des Menschen, Lehrbuch und Atlas, Bd. I/ Bewegungsapparat, 2. Aufl. Georg Thieme Verlag, Stuttgart
5. Rauber A, Kopsch F (1987) Anatomie des Menschen, Lehrbuch und Atlas, Bd. II/ Innere Organe, 1. Aufl. Georg Thieme Verlag, Stuttgart
6. Rauber A, Kopsch F (1987) Anatomie des Menschen, Lehrbuch und Atlas, Bd. III/ Nervensystem, Sinnesorgane, 1. Aufl. Georg Thieme Verlag, Stuttgart
7. Rauber A, Kopsch F (1988) Anatomie des Menschen, Lehrbuch und Atlas, Bd. IV/ Topographie der Organsysteme, Systematik der peripheren Leitungsbahnen, 1. Aufl. Georg Thieme Verlag, Stuttgart
8. Rohen JW, Yokochi Ch, Lütjen-Drecoll E (1998) Anatomie des Menschen, Fotografischer Atlas, 4. neubearb. Aufl. Schattauer Verlag, Stuttgart
9. Rohen JW (1995) Funktionelle Anatomie des Menschen. 9. Aufl. Schattauer Verlag, Stuttgart
10. Rohen JW (1992) Topographische Anatomie. 9. Aufl. Schattauer Verlag, Stuttgart
11. Schiebler TH, Schmidt W, Zilles K (1997) Anatomie, 7. korr. Aufl. Springer, Berlin Heidelberg
12. Sobotta J (1993) Atlas der Anatomie des Menschen. Band 1. Kopf, Hals, obere Extremität, 20. neubearb. Aufl. Urban & Schwarzenberg, München
13. Sobotta J (1993) Atlas der Anatomie des Menschen. Band 2. Rumpf, Eingeweide, Untere Extremität, 20. neubearb. Aufl. Urban & Schwarzenberg, München
14. Waldeyer A, Mayet A (1993) Anatomie des Menschen Band 1, 16. Aufl. de Gruyter, Berlin
15. Waldeyer A, Mayet A (1993) Anatomie des Menschen Band 2, 16. Aufl. de Gruyter, Berlin

8 Diagnostisches Vorgehen und Differentialdiagnosen echoreicher und echoarmer Raumforderungen im 7,5 MHz-Ultraschallbild

M. Carl

Mit der Entwicklung von hochauflösenden Ultraschallsonden besteht heute die Möglichkeit, oberflächliche Gewebestrukturen zu untersuchen. Bei einer Eindringtiefe von 5–7 cm (7,5 MHz) stellen sich im subkutanen Gewebe die peripheren Lymphknoten bei entsprechender Größe gut dar. Ab 3 oder 4 mm Durchmesser ist ihre anatomische Grobstruktur sonographisch so gut erkennbar, daß morphologische krankheitshinweisende Veränderungen im Ultraschallbild nachvollziehbar werden. Eine Diagnose dieser Veränderungen bleibt jedoch stets der Histologie vorbehalten, die Ultraschalluntersuchung erhebt eine Verdachtsdiagnose.

Anatomie und Physiologie der Lymphknoten

Die Lymphknoten gehören zum lymphatischen Gewebe wie auch Milz, Tonsillen und Thymus. Sie sind in die Bahnen der Lymphgefäße eingeschaltete Filterstationen. Aus der Peripherie kommend muß die Lymphe bis zur Einmündung in den venösen Kreislauf einen oder mehrere Lymphknoten durchlaufen. Die medizinische Bedeutung der meist in Gruppen liegenden peripheren Lymphknoten liegt darin, daß bei deren Anschwellen auf den Sitz eines Entzündungsherdes in bestimmten Körperregionen geschlossen werden kann. Auch das Einschwemmen von Tumorzellen führt zu einem intranodalen Wachstum, verbunden mit einer Änderung der Morphologie des Knotens. In der Differenzierung physiologischer Größenänderungen von pathologischen (suspekten) Veränderungen liegt das Hauptindikationsgebiet der Lymphknoten-Sonographie.

Die physiologische Größe eines Lymphknotens liegt in der Regel bei 2 mm. Größere Knoten finden sich in der Inguinalregion. Hier können sie bis zu 2 cm erreichen, ohne daß ein krankhafter Prozeß dahinter verborgen ist.

Die Form der Lymphknoten ist bohnenförmig, oft sind sie gelappt oder ineinander verschmolzen. Eine Kapsel umgibt den Knoten, die Trabekel ins Innere schickt. Man unterscheidet feingeweblich eine periphere Rinde (Cortex) und ein zentrales Mark (Medulla). Sonographisch stellt sich die Rinde als Randsaum dar, je zellreicher sie ist, desto echoärmer erscheint der Randsaum im Ultraschallbild. Das Mark entspricht dem sonographisch echoreichen Zentrum.

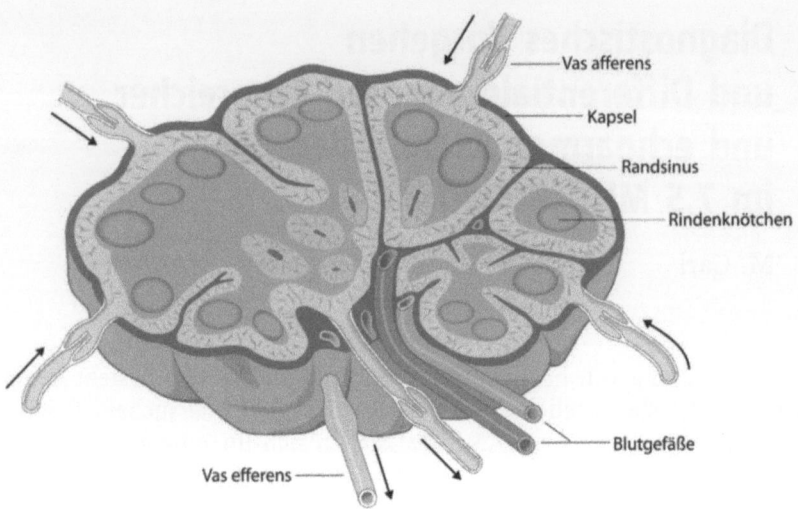

Abb. 1. Schematische Darstellung der anatomischen Grundstruktur eines Lymphknotens

In der Rinde befindet sich das lymphatische Gewebe in knolligen Ansammlungen, sogenannten Rindenknötchen, im Mark in verflochtenen Strängen, den Marksträngen. Dazwischen befindet sich ein Maschenwerk aus retikulärem Bindegewebe. Von der Peripherie wird die Lymphe über zuführende Vasa afferentia an mehreren Stellen an die Kapsel herangeführt und unterhalb der Lymphknotenkapsel vom Randsinus aufgenommen, der die Lymphe über die Intermediärsinus bis ins Knoteninnere verteilt. Ein einzelnes abführendes Gefäß, das Vas efferens, führt die gefilterte Lymphe aus dem Hilus des Knotens wieder in die Lymphbahn. Ein arterielles und ein venöses Blutgefäß begleiten das abführende Gefäß im Hilus [11]. Der Hilus läßt sich sonographisch bei guten Untersuchungsbedingungen als Unterbrechung im echoarmen Randsaum des Lymphknotens darstellen. Mit der Farbkodierung des Blutflußes gelingt in zwei Dritteln der Fälle eine Darstellung der Zentralgefäße. Dabei ist die niedrige Flußgeschwindigkeit der sehr kleinen nodalen Gefäße zu berücksichtigen [13, 16, 17].

Differenzierungskriterien in der B-Bild-Sonographie und in der farbkodierten Sonographie

Normale, nicht vergrößerte Lymphknoten lassen sich aufgrund ihrer fettgewebsähnlichen Echogenität meist nicht vom umgebenden Gewebe abgrenzen. Da das Auflösungsvermögen der Sonde begrenzt ist, lassen sich Strukturen unter 2 mm nicht erkennen. Somit erscheinen periphere Lymphknoten im Ultraschallbild, wenn sie ihre normale Größe überschritten haben (Tabelle 1).

Tabelle 1. Sonographische Differenzierungsmerkmale von reaktiv vergrößerten und metastasenverdächtigen Lymphknoten

Reaktive Lymphknoten
- Längs-ovale Form
- Solbiati-Index >2
- Kokardenstruktur (echoreiches Zentrum, echoarmer Randsaum)
- Hiluszeichen
- Zentraler Perfusionstyp

Metastatische Lymphknoten
- Ei- oder Kugelform
- Solbiati-Index <2
- Homogen echoarmes Binnenmuster
- Peripherer Perfusionstyp

Reaktiv vergrößerte Lymphknoten. Unspezifische und physiologische Prozesse verändern die sonomorphologische Struktur des Lymphknotens nicht [5]. Typisch für diese Lymphknoten ist ihre längs-ovale Form mit einem Quotient aus Maximaldurchmesser zu Minimaldurchmesser von mehr als 2 (Solbiati-Index >2) [14] sowie ihre Abgrenzbarkeit und ihre charakteristische Kokardenform. Diese ist gekennzeichnet durch einen schmalen, gering echogenen bis echoarmen Randsaum, der ein echoreiches Zentrum umgibt. Die im zweidimensionalen Bild meist exzentrisch gelegene echogene Hilusregion unterbricht den Randsaum und ist nicht immer darstellbar. Etwa zwei Drittel dieser Knoten zeigen in der farbkodierten Duplexsonographie eine schwache Perfusion im Hilus [3]. Die zentrale Lage der Gefäße im Hilus ist ein Hinweis auf die unzerstörte Grundstruktur des Knotens (Abb. 2a bis d).

Die Kokardenform ist je nach Lokalisation des Lymphknotens unterschiedlich ausgeprägt. So stellt sich ein kokardenförmiger Lymphknoten im gleichmäßigen Parotisdrüsengewebe echoärmer und kugeliger dar als ein direkt unter der Haut liegender Leistenlymphknoten (Abb. 3a und b). Oft ist bei Parotislymphknoten nur ein schwacher Zentralreflex als Zeichen für das Lymphknoten-Zentrum erkennbar.

Die sehr ausgeprägte längs-ovale Form der reaktiven Lymphknoten in der Leiste ist z. B. in der Axilla weniger ausgeprägt [15]. Hier sind die Kokarden rundlicher. Breite, fast kugelige Kokarden mit sehr schmalen Randsäumen und breiten echoreichen Zentren sind sogenannte dermopathische Lymphknoten, die bei der Neurodermitis, Psoriasis vulgaris oder auch der Mycosis fungoides (Abb. 4a bis c) auftreten.

Für den Randsaum gilt: Im Durchschnitt ist der Randsaum 2 bis 5 mm breit. Eine Zunahme des Randsaumes durch entzündliche Stimuli oder Zellproliferation bedeutet eine Überaktivität der Lymphfollikelknötchen und damit verbundenen kräftiger Blutversorgung über die Hilusgefäße. Sonographisch stellt sich dann ein auffällig breiter echoarmer Randsaum und kräftige zentrale Perfusion dar. Eine Follikelhyperplasie findet man z. B. 24 Stunden nach Injektion eines Mistelpräparates (Abb. 2c).

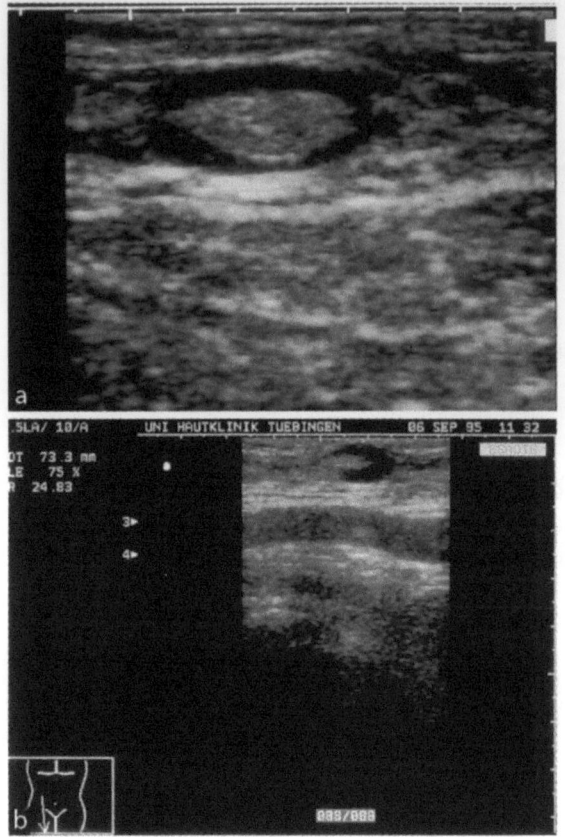

Abb. 2 a–d. Sonogramm eines reaktiven Lymphknotens: **a** Kokardenform mit echoarmem Randsaum und echoreichem Zentrum, in diesem Anschnitt kein Hilus darstellbar. **b** Kokardenförmige Lymphknoten mit exzentrisch liegendem Hilus

Klinisch können derartige Lymphknoten aber auch ein Hinweis auf einen hochentzündlichen Prozeß oder auf eine lymphatische Grunderkrankung sein. Ein durch Lymphozyten-Proliferation veränderter Lymphknoten verliert letztlich völlig das echoreiche Zentrum und wird durchgehend echoarm [6]. Der kräftige zentrale Gefäßbaum bleibt dabei erhalten (Abb. 5a und b).

Metastasenverdächtige Lymphknoten. Der Befall peripherer Lymphknoten durch Tumorzellen ist insbesondere in der Dermatologie bei der Nachsorgebetreuung von Patienten mit malignem Melanom oder Plattenepithelkarzinom der Haut von prognostischer Bedeutung. Da die Infiltration des Knotens charakteristische Merkmale im Ultraschallbild aufweist, kommt der Früherkennung mittels Sonographie ein hoher Stellenwert zu [6, 8, 9, 10, 12, 15, 19].

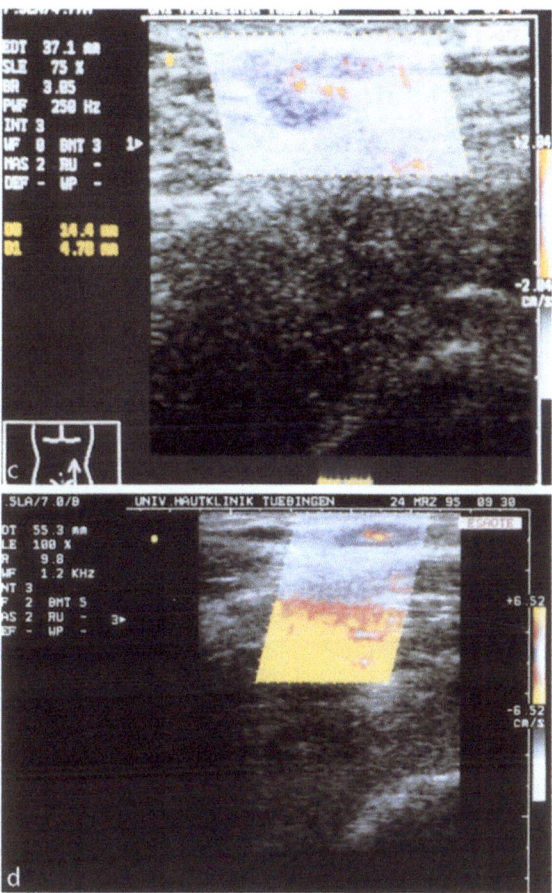

Abb. 2. c Typische Vaskularisationsform der reaktiven Lymphknoten; zentrales Blutgefäß, das durch den Hilus führt. **d** Sehr schmaler oberflächlicher Lymphknoten mit Perfusionssignalen

Hauptkriterium für die Erkennung einer Metastase ist die Abgrenzbarkeit zur Kokardenform des reaktiven Lymphknotens.

Typisch für die Metastase eines malignen Tumors, z. B. des malignen Melanoms, ist ihre rundliche, ovale bis kugelige Form. Sie ist bei erhaltener Kapsel scharf vom umgebenden Gewebe abgrenzbar. Unscharfe Randbegrenzungen deuten auf einen Kapseldurchbruch hin. Bei fehlender Kapselbegrenzung, wie dies etwa bei subkutanen Weichteilmetastasen der Fall ist, bleibt die Abgrenzung zum umgebenden Gewebe durchgehend unscharf (Abb. 7). Der Quotient aus maximaler zu minimaler Ausdehnung liegt in der Regel bei Lymphknotenmetastasen unter 2 (Solbiati-Index <2). Metastasen sind in der Regel homogen echoarm. Echolos sind Einblutungen, die eine dorsale Schallverstärkung erzeugen und eine Differenzierung zu zystischen Strukturen erschweren.

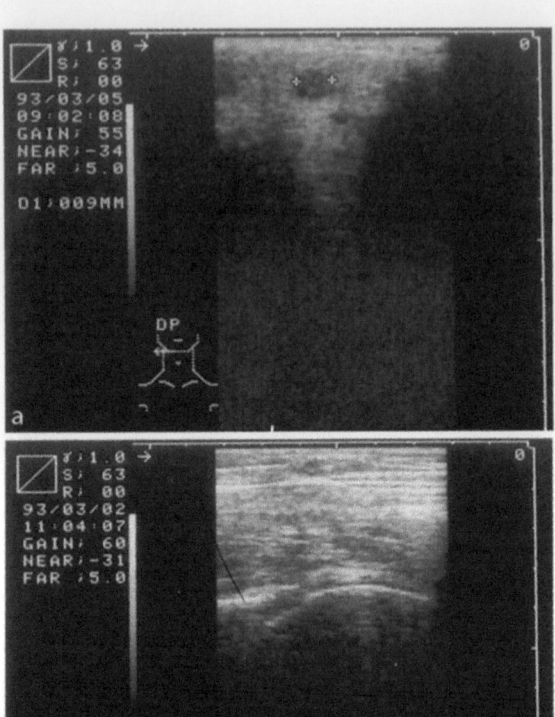

Abb. 3a,b. Reaktiv veränderte Lymphknoten: **a** in der Parotis mit eher rundlicher Konfiguration und nur schwer erkennbarem Zentralreflex, **b** sehr oberflächlichem Leistenlymphknoten mit schmalem echogenem Zentrum

Durch die Tumorinfiltration werden größere nodale Gefäße an den Rand des Knotens gedrängt, dazu kommen tumorbedingte Gefäßneubildungen. Die zentrale Gefäßarchitektur wird aufgehoben, randständige Gefäßkonvolute werden in der farbkodierten Duplexsonographie sichtbar (Abb. 6a und b).

In der Mehrzahl der Fälle ist anhand dieser Strukturmerkmale eine klare Differenzierung suspekter Befunde ab einer Größe von 3-5 mm möglich. Dabei sind die Erfahrung des Untersuchers, die Lokalisation des Befundes und die Untersuchungsvoraussetzungen entscheidend für die Aussagesicherheit. Ein zweifelhafter Befund sollte in 4- bis 6wöchigen Abständen ein- bis zweimal kontrolliert werden [4]. Größenzunahmen, Echogenitätsabnahme oder weitere Unklarheiten sollten zu Exstirpation und histologischer Abklärung führen. Auch vorbekannte reaktive Lymphknoten sollten bei jeder Nachsorgeuntersuchung der Verlaufskontrolle unterzogen werden. Asymmetrische Veränderungen, echoarme Teilbezirke und Randsaumveränderungen einer regelrechten Lymphknotensonomorphologie können Hinweise auf eine beginnende maligne Infiltration sein (Abb. 8-10, jeweils a und b).

8 Diagnostisches Vorgehen und Differentialdiagnosen echoreicher und echoarmer Raumforderungen 65

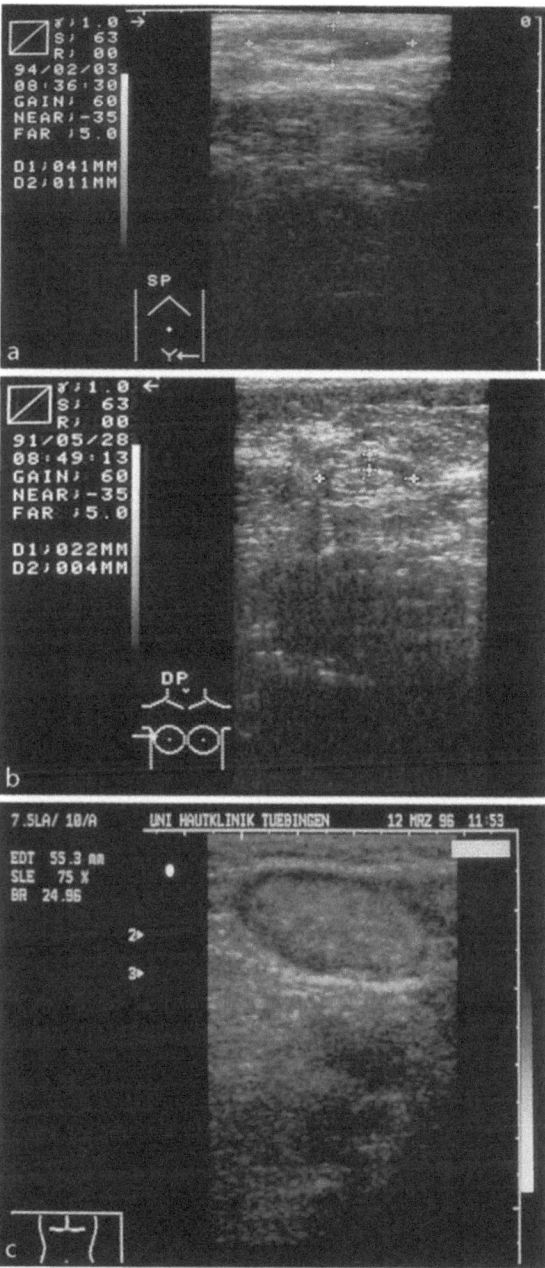

Abb. 4a–c. Reaktiv veränderte Lymphknoten: **a** Kokardenförmiger inguinaler Lymphknoten im Queranschnitt in Höhe des linken Leistenbandes mit Hilus an der medialen Seite. **b** Kokardenförmiger Lymphknoten im axillären Fettgewebe der rechten Axilla. **c** Ovaler Lymphknoten mit schmalem Randsaum und ausladendem echoreichen Zentrum unterhalb des Leistenbandes auf der medialen Oberschenkelseite

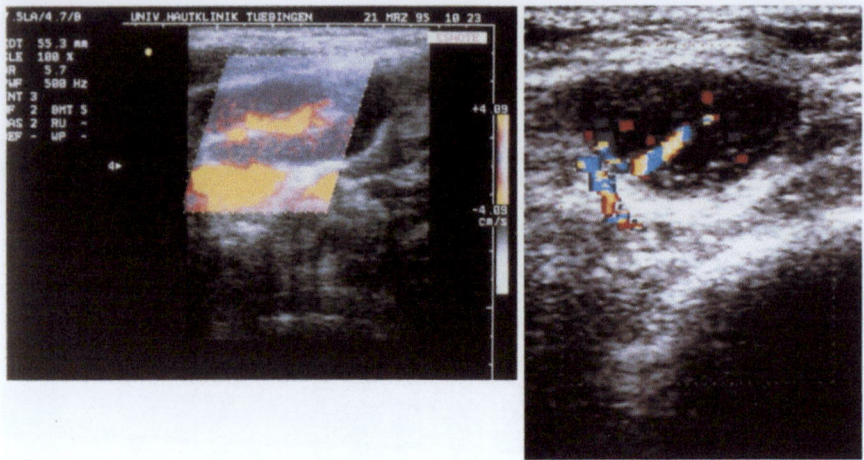

Abb. 5 a, b. a Kokardenförmiger Lymphknoten mit auffallend breitem Randsaum und kräftiger Hilus- und Zentrumsperfusion. Klinisch kann es sich um einen hochentzündlichen Prozeß bei ausgeprägter Lymphadenitis oder aber auch um eine Veränderung durch lymphatische Zellproliferation handeln. **b** Lymphknoten bei Non-Hodgkin-Erkrankung

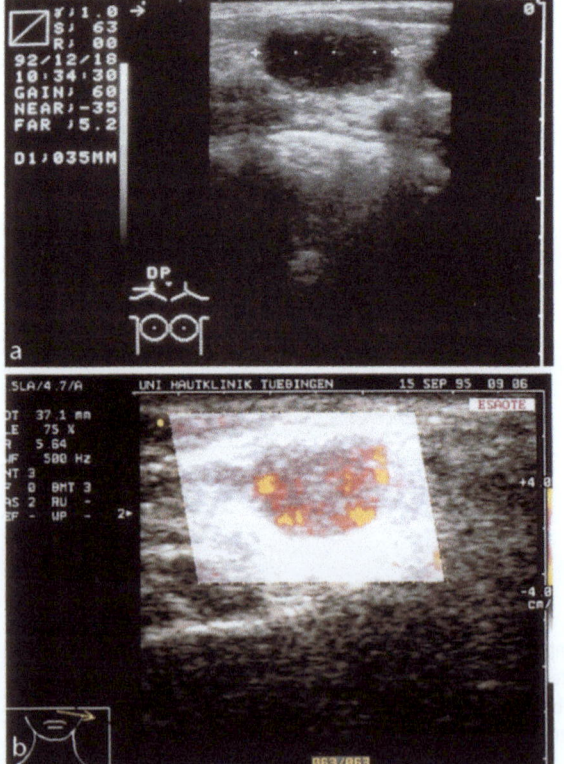

Abb. 6 a, b. Sonogramm einer Melanom-Metastase: **a** Echoarmer umschriebener Herd mit deutlicher Abgrenzung zum umgebenden Gewebe. **b** Randständige Farbsignale als Ausdruck der intranodalen Tumorzellinfiltration

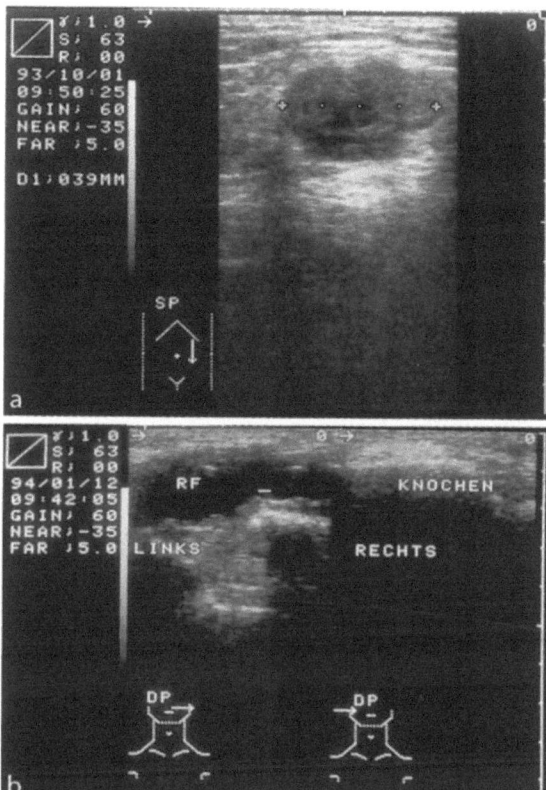

Abb. 7 a, b. Weichteilmetastase eines malignen Melanoms: **a** Weichteilmetastase im subkutanen Oberbauchfettgewebe, unscharfe Randbegrenzung wegen fehlender Kapselstruktur um den Knoten. **b** Tumorinfiltration in Abschnitte der Nasennebenhöhle links, echoarme bis echofreie Raumforderung, unregelmäßig begrenzt als Hinweis auf Zerstörung des Knochen-Knorpelgerüstes

Differentialdiagnosen der echoarmen Raumforderungen

Das Kriterium der Echoarmut ist nicht allein für Melanom-Metastasen typisch [6]. Auch Metastasen anderer maligner Tumore zeigen ein vergleichbares Aussehen. Eine Differenzierung der Tumorgenese ist daher nur histologisch möglich [2]. Dagegen lassen sich echoarme Raumforderungen gutartiger Genese mit Hilfe von einigen wesentlichen Unterscheidungsmerkmalen von Metastasen eines malignen Melanoms oder eines Plattenepithelkarzinoms abgrenzen (Tabelle 2).

Tabelle 2. Differentialdiagnosen echoarmer Raumforderungen und deren Charakteristika

Gefäßanschnitte
- Venen: komprimierbar
- Arterien: Pulsation
- Gefäßverlauf in der 2. Ebene
- Farbkodierung und Flußsignale

Fettlobuli
- Inhomogen echoarm
- Unregelmäßige Begrenzung
- Scharfe zentrale Reflexe
- Größenkonstanz

Serom
- Anamnese
- Unregelmäßige Begrenzung
- Echofrei mit dorsaler Schallverstärkung
- Organisationszeichen (echoreicher Rand)
- Größenabnahme
- Keine Durchblutungssignale

Hämatom
- Anamnese
- Homogen echoarm bis inhomogen echoreich
- Echofreie Zonen (Einblutungen)
- Keine Gefäßnachweise

Epidermalzyste
- Echofrei
- Glatte Begrenzung
- Heterogenes echoreiches Binnenmuster
- Keine Vaskularisationszeichen

Hämatologische Erkrankungen und die dazu gehörigen Lymphknotenveränderungen
- Multiples Auftreten der Veränderungen
- Kugelige-ovale Form
- Wabenartige Konglomerate
- Binnenreflexmuster
- Hypervaskularisierter Gefäßstamm

Lymphknotenmetastasen solider Tumore
Differenzierung zu Metastasen des malignen Melanoms
- Im B-Bild nicht möglich
- In der farbkodierten Duplexsonographie nicht möglich

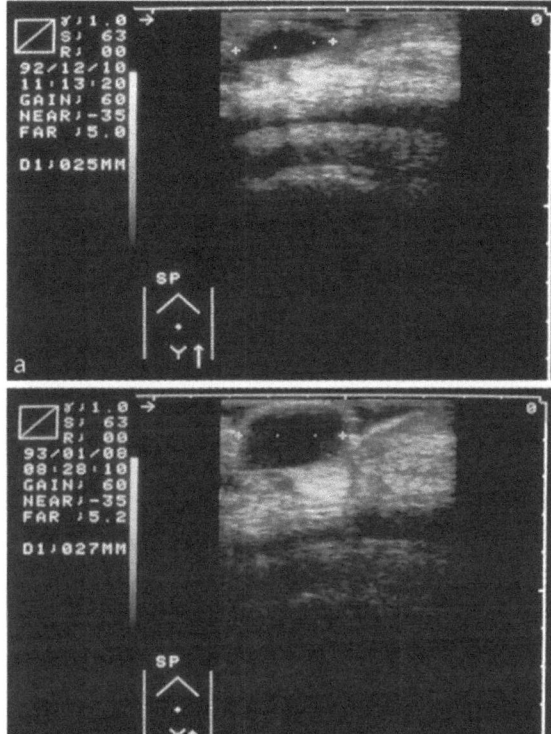

Abb. 8a, b. Bilder einer Tumorprogression (I): **a** Echoarme Raumforderung in der linken Leiste. **b** Ein Monat später zeigte sich ein deutliches Wachstum des echoarmen Knotens mit Zunahme des Tiefendurchmessers

Differentialdiagnosen benigner Raumforderungen

Gefäße (Abb. 11). Auch anatomische Strukturen können umschrieben und echoarm erscheinen und müssen von Metastasen abgegrenzt werden. Dies geschieht bei quer angeschnittenen Blutgefäßen durch Drehen des Schallkopfes und Darstellung der korrespondierenden Ebene. Der Gefäßverlauf läßt sich dann gut nachvollziehen. Die Pulsation der Arterie und die Komprimierbarkeit der Vene helfen bei der Differenzierung im B-Bild-Mode. Eine elegante Lösung ist das Zuschalten der Farbkodierung und der Nachweis typischer Flußsignale. Abtropfphänomene und dorsale Schallverstärkung weisen nicht notwendig auf einen Gefäßqueranschnitt hin, denn diese findet man auch bei anderen liquiden Strukturen.

Fettlobuli (Abb. 12). Ein umschriebenes Fettläppchen, z. B. in der lipomatösen Axilla, ist dagegen auch in der korrespondierenden Ebene umschrieben und kommt als runde, längs-ovale echoärmere Struktur zur Darstellung. Meist ist die Begrenzung jedoch unschärfer als bei Metastasen. Echogene Zentralreflexe und ein stationärer Befund bei der Verlaufskontrolle sprechen gegen einen malignen Prozeß.

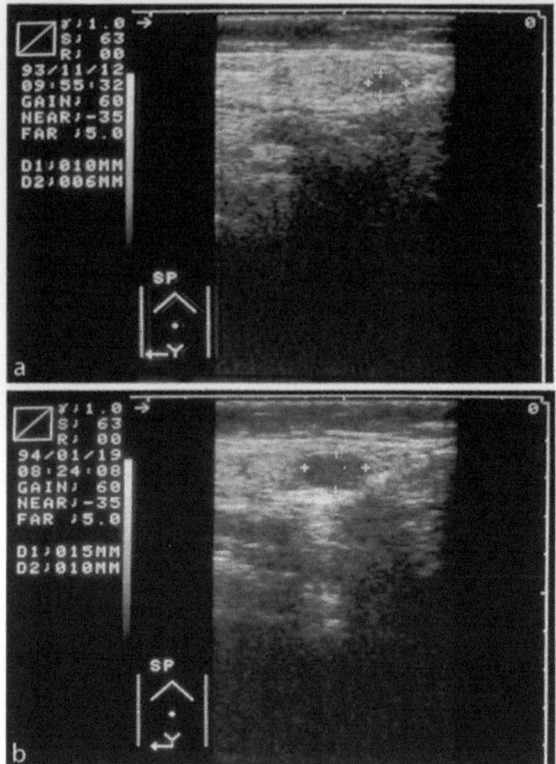

Abb. 9 a, b. Metastasenentwicklung (II): **a** Echogener regressiver Lymphknoten unterhalb des Leistenbandes, im medialen Randbezirk des Knotens 6 × 10 mm großes echoarmes Areal. **b** 10 Wochen später Zunahme des echoarmen Bezirks auf 10 × 15 mm Größe; histologisch subtotale Destruktion eines lipomatösen Lymphknotens durch Melanomzellwachstum

Serom (Abb. 13). Ein sonographischer Befund sollte immer im Zusammenhang mit der Anamnese des Patienten gesehen werden. Oft fällt dann eine Entscheidung oder Festlegung einfacher, z. B. im Fall des postoperativen Seroms.

Das Serom stellt sich in der Regel unmittelbar nach der Operation ein, wird oft aber erst ab einer entsprechenden Größe klinisch manifest. Sonographisch erscheint es als echofreie Raumforderung mit deutlicher dorsaler Schallverstärkung. Die Begrenzung ist in der Regel unregelmäßig, entsprechend der Flüssigkeitsausdehnung im Gewebe. Das Serom beginnt sich vom Rand her zu organisieren und bildet dann den typischen echoreichen Randsaum. In Verlaufskontrollen zeigt sich eine Größenabnahme. Auch hier sollte das Kontrollintervall 4 bis 6 Wochen betragen. Das Serom zeigt keine Perfusionssignale im Duplex, kann aber gleichmäßig verteilte Farbpixel über die gesamte echofreie Fläche als Ausdruck von Flüssigkeitsbewegung aufweisen.

8 Diagnostisches Vorgehen und Differentialdiagnosen echoreicher und echoarmer Raumforderungen 71

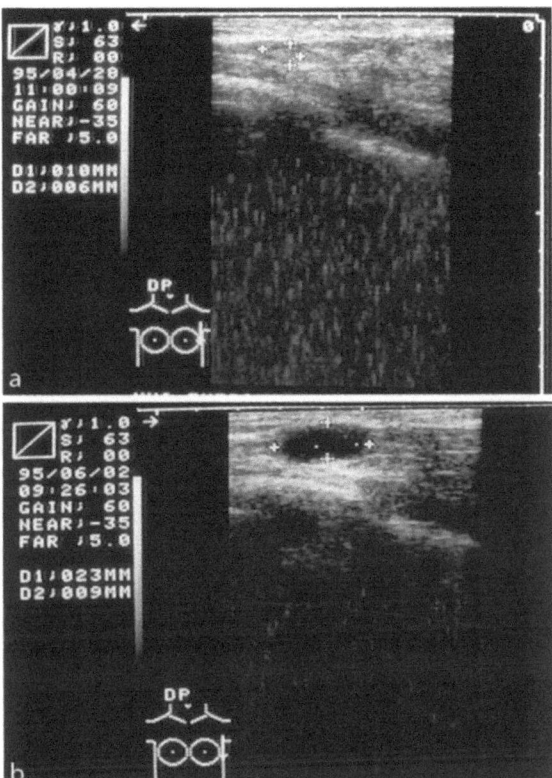

Abb. 10 a, b. Metastasenentstehung (III): **a** Links axillär kokardenförmiger Lymphknoten, 6 × 10 mm im Längsschnitt, sonomorphologisch unauffällig. Wegen zunehmender Druckschmerzen in der linken Achselhöhle 5 Wochen später erneute Sonographie. **b** Scharf begrenzter echoarmer Knoten, wo zuvor der kokardenförmige Lymphknoten nachgewiesen wurde

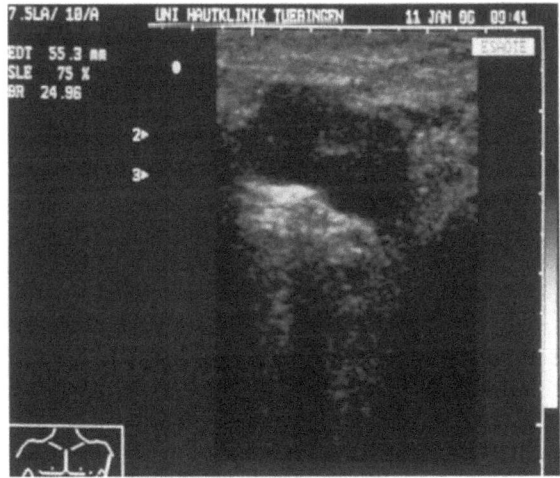

Abb. 11. Gefäße: Querschnitt in der Axilla, zwei echoarme Raumforderungen mit lateraler Schallauslöschung (Abtropfphänomen). Bei Drehung des Schallkopfs um 90° kann der Gefäßverlauf verfolgt werden. Weitere Hilfen: Pulsation, Kompression, Farbkodierung

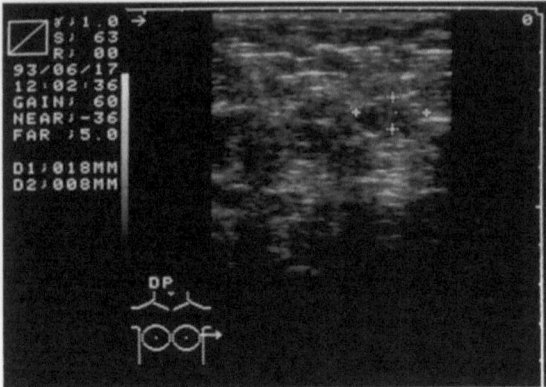

Abb. 12. Fettlobuli: Linke Axilla, im Querschnitt zwischen Musculus latissimus dorsi und Musculus pectoralis stark lobuliertes axilläres Fettgewebe, darin teils deutlich umschriebene, echoarme längsovale Bezirke erkennbar, keine Vaskularisation. Verlaufskontrollen sind nötig, um eine Metastasierung auszuschließen

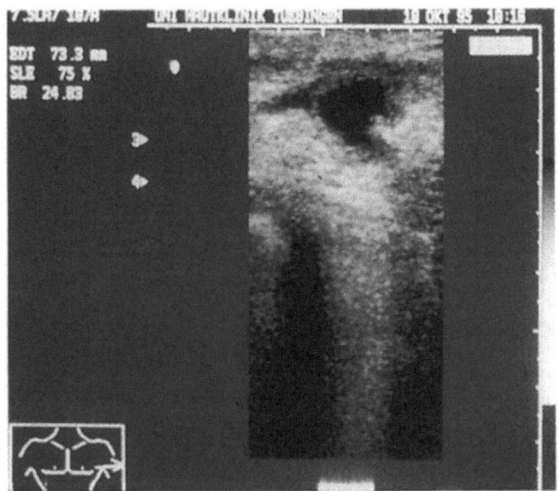

Abb. 13. Serom: Unregelmäßig begrenzte echofreie Raumforderung, keine Gefäßdarstellung; der echoreiche Rand signalisiert die beginnende Organisation der Flüssigkeit. Weitere Zeichen: Dorsale Schallverstärkung, Größenabnahme nach Punktion oder in Verlaufskontrollen

Zystische Strukturen wie die Schilddrüsenzyste oder Parotiszyste zeigen keine Organisationstendenz, zum Teil sind sie nicht völlig echofrei und können daher Schwierigkeiten in der Unterscheidung zu kleinen Metastasen machen.

Hämatom (Abb. 14). Auch hier liegt meist eine Operation oder ein Trauma in der Anamnese vor. Da das Hämatom sonographisch jedoch je nach Or-

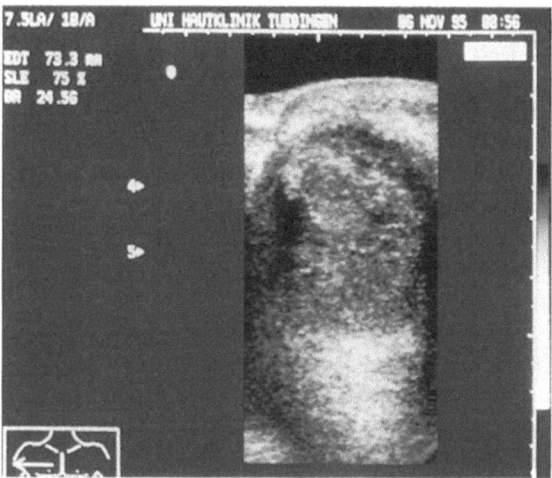

Abb. 14. Hämatom: Nach Axillaausräumung in unterschiedlichem Organisationsstatus. Neben frischem Blut (echofreie Bezirke) bereits organisierte Anteile (echoreiches Gewebe). Kennzeichen des Hämatoms ist seine inhomogene variable Echogenität

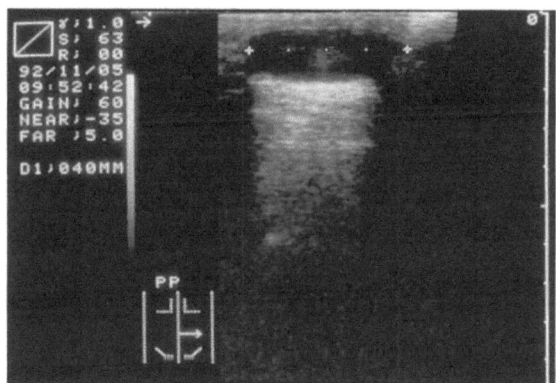

Abb. 15. Epidermalzyste: Subkutaner echofreier Knoten mit zentral gelegenem echogenem Reflex und kräftiger dorsaler Schallverstärkung

ganisationsgrad sehr vielgestaltig sein kann, ist eine Differenzierung zu einer Metastase manchmal nicht einfach. Seine Echogenität reicht von homogen echoarm bis inhomogen echoreich. Zusätzliche frische Einblutungen stellen sich als echofreie Areale dar. Auch beim Hämatom fehlen Vaskularisationszeichen.

Epidermalzyste (Abb. 15). Es handelt sich um meist tastbare, abgegrenzte Tumore, die im B-Bild echofrei mit glatter Begrenzung erscheinen. Eine dorsale Schallverstärkung und fehlende Vaskularisation deuten auf einen zystischen Inhalt. Ein heterogenes echoreiches Binnenmuster im Inneren der Zyste ist ein typisches Merkmal dieser Raumforderung.

Differentialdiagnose maligner Raumforderungen

Lymphknoteninfiltration bei hämatologischen Erkrankungen. Charakteristisch für hämatologische Systemerkrankungen ist der Befall mehrerer Lymphknotenstationen, insbesondere beim Befall peripherer Lymphknoten. Bei Verdacht auf eine Systemerkrankung empfiehlt sich die Untersuchung der kontralateralen Seite oder sämtlicher peripherer Lymphknotenstationen.

Lymphome und lymphatische Leukämie (Abb. 16a und 17a). Die nodale Infiltration bei kutanen Lymphomen, beim Hodgkin- oder Non-Hodgkin-Lymphom ist sonographisch an folgenden für das Lymphom typischen Merkmalen erkennbar: Ovale bis kugelige Raumforderungen in Konglomeraten oder perlschnurartig hintereinanderliegend, sowie echogene Regionen, die ins echoarme Binnenreflexmuster hineinragen und in der Regel den kräftigen Gefäßstamm enthalten, bilden ein charakteristisches B-Bild.

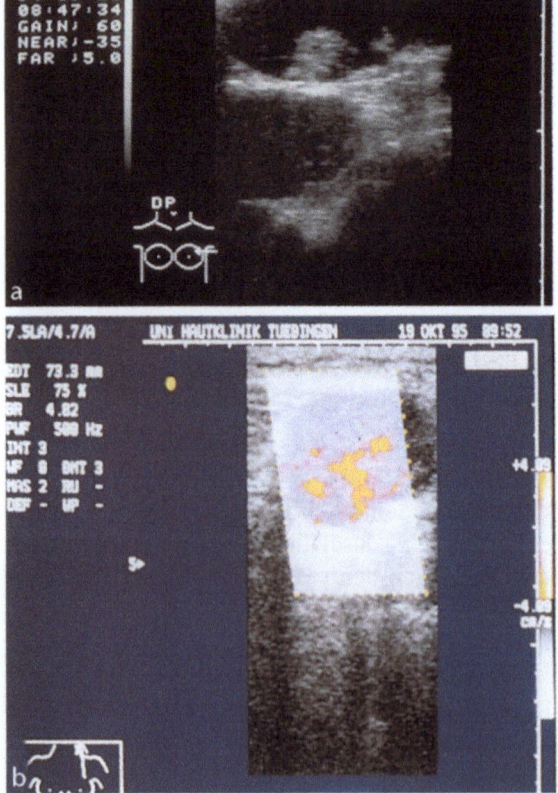

Abb. 16a, b. Lymphknoten bei Non-Hodgkin-Lymphom: **a** Ovaler echoarmer Lymphknoten mit echogenem Band im Zentrum des Knotens. **b** Nachweis eines kräftigen Blutflusses ins Zentrum in der farbkodierten Duplexsonographie

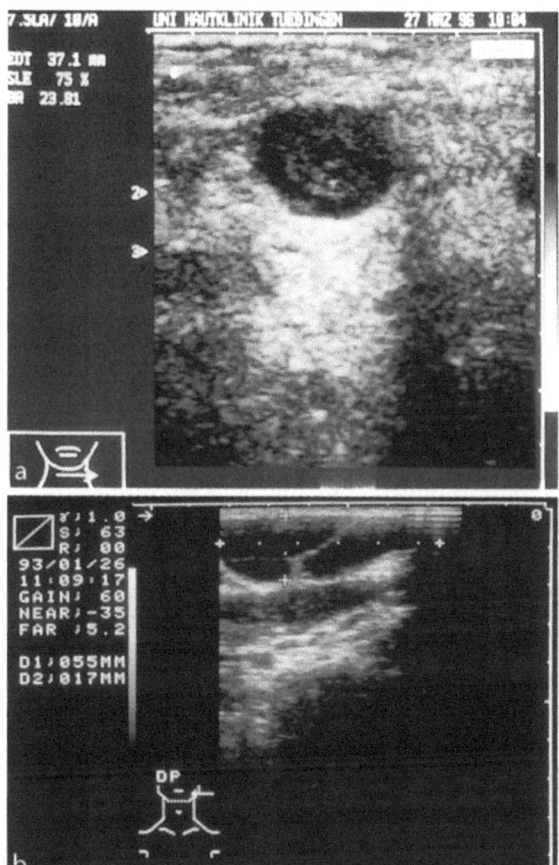

Abb. 17a, b. Lymphknoten bei chronisch lymphatischer Leukämie: **a** Kugeliger, inhomogener, echoarmer Knoten. **b** Multipler Befall der Lymphknoten mit wabenartiger Anordnung

In der Duplexuntersuchung erkennt der Untersucher einen kräftigen Gefäßstamm mit Aufzweigungen in die Peripherie. Es entsteht das Bild einer Baumkrone (Abb. 16b).

Lymphknotenveränderungen bei der chronisch lymphatischen Leukämie unterscheiden sich im B-Bild kaum davon. Das Binnenmuster ist zum Teil echoärmer. Multiple Lymphknoten sind befallen, so daß ein wabenartiges Konglomerat entsteht (Abb. 17b).

Metastasen solider Tumore (Abb. 18). Eine sicheres Unterscheidungsmerkmal der Melanom-Metastase zu Metastasen anderer maligner Tumore ist bei gleichzeitiger Erkrankung an einem weiteren Tumor nicht möglich [3]. Bei einer Frau mit malignem Melanom an der rechten oberen Extremität und Mammakarzinom der rechten Brust kann eine echoarme Lymphknotenveränderung sowohl auf eine Metastase durch das Melanom als auch durch das Mammakarzinom hinweisen. Eine Differenzierung ist zum heutigen Zeitpunkt weder durch B-Bild-Sonographie noch durch Duplexsono-

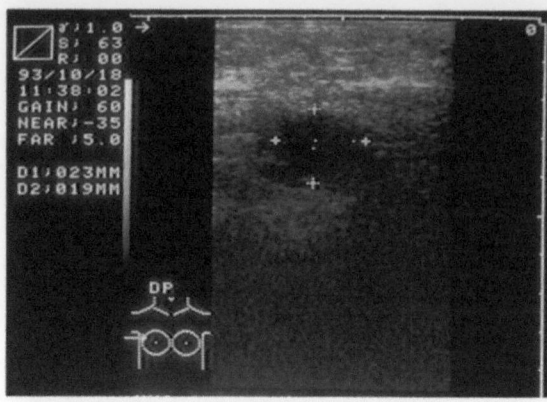

Abb. 18. Mammakarzinom: Echoarme Lymphknotenmetastase eines Mammakarzinoms unterhalb des Musculus pectoralis in der rechten Mamma, sonographisch nicht von Metastasen andere maligner Tumore zu unterscheiden

graphie möglich. Ein uncharakteristischer diffuser Durchblutungstyp und ein etwas echoreicheres Reflexmuster sollen nach einigen Autoren eher für eine Karzinomgenese sprechen [16, 17]. Entscheidend ist auch hier die histologische Abklärung.

Differentialdiagnosen echoreicher Raumforderungen

Differentialdiagnostisch ist bei einem palpablen Knoten auch ein Lipom in Betracht zu ziehen. Auch wenn klinisch Verschiebbarkeit und weiche Konsistenz für ein gutartiges Lipom sprechen, so ist die Demonstration am Ultraschallbildschirm für einen Patienten mit bekannter Tumorerkrankung eine Beruhigung. Denn das Lipom stellt sich sonographisch in der Mehrzahl der Fälle charakteristischerweise anders als z. B. die Melanom-Meta-

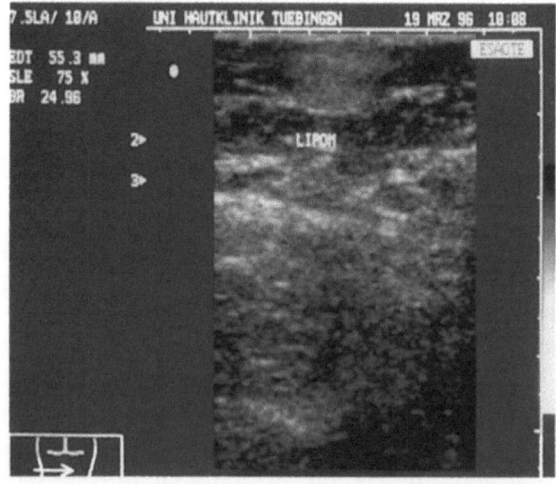

Abb. 19. Lipom: Oberflächlich in der Subkutis umschriebener echoreicher Tumor

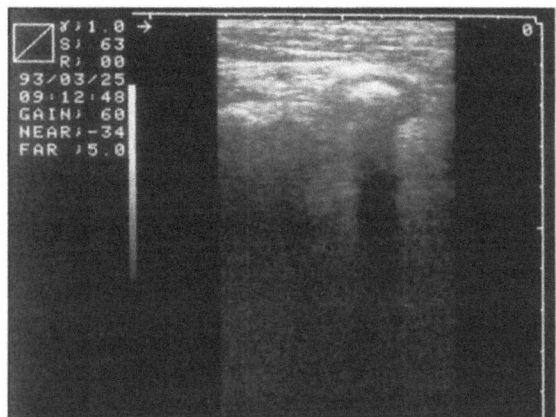

Abb. 20. Darmkokarde mit Lufteinschlüssen: Darstellung einer kokardenförmigen Struktur oberhalb des Leistenbandes mit auffallend echogenem Zentrum und dorsaler Schallauslöschung

stase dar. Es liegt als glatt begrenzte, echoreiche Raumforderung in der Subkutis (Abb. 19). Je nach Fibrosierungsgrad kann ein Lipom in Einzelfällen aber auch echoärmer erscheinen.

Weitere echoreiche Sonographiebefunde sind Verkalkungsherde in der Schilddrüse, Kalzifikationen an Ulkusrändern und Luftreflexe in Darmschlingenanschnitten. Letztere können bei der Sonographie der Leistenregion bei schlanken Patienten mit ihrer Kokardenform und starkem echogenem Zentralreflex oberhalb des Leistenbandes reaktive Lymphknoten vortäuschen. Der Nachweis von Peristaltik und echogenen Lufteinschlüssen mit dorsaler Schallauslöschung spricht für eine Darmschlinge (Abb. 20).

Literatur

1. Altmeyer P, el-Gammal S, Hoffmann K (eds) (1991) Ultrasound in Dermatology. Springer, Berlin Heidelberg New York
2. Carl M, Blum A, Endress D, Rassner G (1995) Differentialdiagnosen sonomorphologisch echoarmer Lymphknoten im Rahmen der Nachsorge beim malignen Melanom. In: Tilgen W, Petzold D (Hrsg.) Operative und konservative Dermatoonkologie Band 10. Springer, Berlin Heidelberg New York, pp 144–150
3. Carl M (1997) 7,5-MHz-Sonographie: Ultraschall der subkutanen Lymphknoten in der dermatologischen Tumornachsorge. In: Korting HC, Sterry W (Hrsg.) Diagnostische Verfahren in der Dermatologie. Blackwell, Berlin Wien, pp 21–26
4. Carl M, Stroebel W, Rassner G, Garbe C (1997) Zur Schwierigkeit der sonographischen Diagnose von Lymphknotenmetastasen des malignen Melanoms bei protrahiertem Tumorwachstum. Hautarzt 48:234–239
5. Dill-Müller D, Kautz G, Müller S et al. (1995) Bedeutung der hochauflösenden Sonographie in der Primärdiagnostik und der Nachsorge beim malignen Melanom. In: Tilgen W, Petzold D (Hrsg.) Operative und konservative Dermatoonkologie Band 10. Springer, Berlin Heidelberg New York, pp 26–33
6. Dill-Müller D, Kautz G (1997) Lymphknotensonographie. In: Garbe C, Dummer R, Kaufmann R, Tilgen W (Hrsg.) Dermatologische Onkologie. Springer, pp 310–317

7. Hoffmann K, el-Gammal S, Altmeyer P (1990) B-scan-Sonographie in der Dermatologie. Hautarzt 41:7-16
8. Loose R, Weiss J, Simon R et al. (1990) Erkennbarkeit und Differenzialdiagnose metastatischer peripherer Lymphknoten des malignen Melanoms. Act Dermatol 16:262-265
9. Loose R, Weiss J, Kühn W et al. (1991) Comparison of ultrasound with clinical findings in the early detection of regional metastatic lymph nodes in patients with malignant melanoma. In: Altmeyer P, el-Gammal S, Hoffmann K (eds) Ultrasound in Dermatology. Springer, Berlin Heidelberg New York, pp 93-99
10. Mende U, zum Winkel K, Gademann G, Haels J (1987) Stellenwert der Ultraschalldiagnostik bei Staging, Therapieplanung und Nachsorge von HNO-Tumoren. Röntgenpraxis 40:19-27
11. Müller KH-G (1995) Normale Anatomie und Histologie des Lymphgefäßsystems. In: Müller KH-G, Kaiserling E (Hrsg.) Lymphgefäßsystem, Lymphatisches Gewebe. Diagnostik mit bildgebenden Verfahren. Springer, Berlin Heidelberg New York Tokio
12. Rassner G, Stutte H, d'Hoedtt B et al. (1993) Lymphknotensonographie in der Melanomnachsorge. In: Braun-Falko O, Plewig G, Meurer M (Hrsg.) Fortschritte der praktischen Dermatologie und Venerologie. Springer, Berlin Heidelberg New York, pp 161-166
13. Sohn Ch, Krünes U, Becker D et al. (1995) Möglichkeiten und Grenzen einer neuen Farbtechnik: die Ultraschall-Angiographie - Ergebnisse des „Heidelberger Rundtischgespräches". Bildgebung 62:53-63
14. Solbiati L, Rizzatto G, Belotti E et al. (1988) High-resolution sonography of cervical lymph nodes in head and neck cancer: Criteria for differentiation of reactive versus malignant nodes. Radiology 169:113
15. Stutte H, Erbe S, Rassner G (1989) Lymphknotensonographie in der Nachsorge des malignen Melanoms. Hautarzt 40:344-349
16. Schreiber J, Mann W, Lieb W (1993) Farbduplexsonographische Messung der Lymphknotenperfusion: Ein Beitrag zur Diagnostik der zervikalen Metastasierung. Laryngorhinootologie 72:187-192
17. Tschammler A, Gunzer U, Reinhart E et al. (1991) Dignitätsbeurteilung vergrößerter Lymphknoten durch qualitative und semiquantitative Auswertung der Lymphknotenperfusion mit der farbkodierten Duplexsonographie. Fortschr Röntgenstr 154:414-418
18. Vassallo P, Edel G, Roos N, Peters PE (1993) In-vitro-high-resolution ultrasonography of benign and malignant lymph nodes. Invest Radiol 28:698-705
19. Weiss J, Loose R, Kühn W et al. (1991) Zur Früherkennung von Lymphknotenmetastasen in der Melanomnachsorge. Analyse der geringen Sensitivität des klinischen Befundes im Vergleich zum Ultraschall. Z Hautkr 66:222-228.

9 Fallstricke bei der Interpretation von 7,5 MHz-B-Scan-Bildern

M. Schwarz

Einleitung

Die Hauptindikation der 7,5 MHz-Sonographie in der Dermatologie umfaßt die Darstellung von Lymphknoten im Bereich der regionären Lymphknotenstationen beim malignen Melanom, präoperativ und im Rahmen der Tumornachsorge. Desweiteren können Lokalrezidive, Satellitenmetastasen und Intransitmetastasen detektiert werden. Dabei dient die Sonographie der Früherkennung und Einschätzung nichtpalpabler Strukturen und der Dignitätsdifferenzierung palpabler Strukturen [2, 4].

Unter Berücksichtigung von Tumordaten und Krankheitsanamnese werden bei der Palpation von Lymphknoten folgende Parameter zur Unterscheidung zwischen entzündlichen und metastatischen Lymphknoten herangezogen: Lokalisation, Konsistenz, Anzahl, Schmerzhaftigkeit, Größe und Verschieblichkeit.

Bei der Sonographie der Lymphknoten gibt es ebenfalls Kriterien, die wegweisend sind: Lokalisation, Größe, Form, Abgrenzung, Randsaum, Zentrum, Perfusionsmuster [6].

Echoarme metastatische Lymphknoten des Melanom müssen allerdings nicht nur von reaktiven Lymphknoten abgegrenzt werden, sondern von weiteren echoarmen Strukturen wie Gefäße, Fettlobuli, Serome, Hämatome, Abszesse, Lymphknotenveränderungen bei hämatologischen Erkrankungen, was die Dignitätsbestimmung deutlich erschweren kann [3].

Auf die Differentialdiagnose echoarmer und echoreicher Raumforderungen im 7,5 MHz-Ultraschallbild wurde bereits detailliert im vorausgehenden Kapitel eingegangen. Im Folgenden sollen an sieben konkreten Beispielen mit Bilddokumentation differentialdiagnostische Schwierigkeiten aufgezeigt werden.

Differentialdiagnose: Subkutane Metastase
– Gewebereaktion auf Interferoninjektion

Anamnese. 36-jährige Pat.; malignes Melanom, Stad. IV, pT_3 N_2 M_1; viscerale Metastasen: Lunge, Leber, Nebenniere; unter einer Therapie mit Interferon-α seit zwei Jahren plötzliches Auftreten einer subkutanen derben

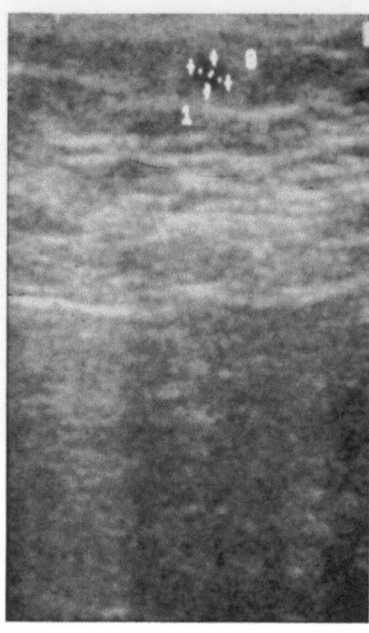

Abb. 1. Verhärtung nach Interferoninjektion subkutan am Abdomen

Verhärtung am Unterbauch; bei Verdacht auf subkutane Metastase abwartende Haltung aufgrund der visceralen Metastasen; nach einer Woche sowohl klinisch als auch sonographisch kein Nachweis der Verhärtung mehr; im weiteren Verlauf multiple Verhärtungen nach Interferoninjektionen, die sich nach wenigen Tagen zurückbildeten.

Sonographie. Im Subkutangewebe gelegene homogene, echoarme, scharf umrandete Raumforderung, dem Palpationsbefund entsprechend (Abb. 1).

Differentialdiagnose: Lymphknotenmetastase – Serom

Anamnese. 35-jährige Pat.; malignes Melanom, Stad. IV, pT_X N_2 M_2; nach Lymphadenektomie inguinal über neun Monate Verhärtung tastbar mit nur minimaler Größenregredienz; nach Punktion schließlich völlige Rückbildung der Verhärtung.

Sonographie. Echofreie große Raumforderung, echoreicher Rand und Binnenreflexe als Zeichen der Organisation (Abb. 2), gleichmäßige Flüssigkeitssignale, keine Vaskularisation (Abb. 3) [3].

Cave: Metastatische Anteile können innerhalb eines Seroms oder Hämatoms postoperativ vorliegen, eine Beurteilung ist häufig nur im Verlauf möglich.

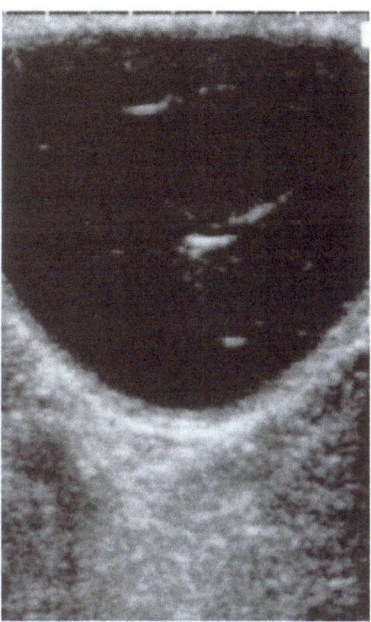

Abb. 2. Serom in der Leiste

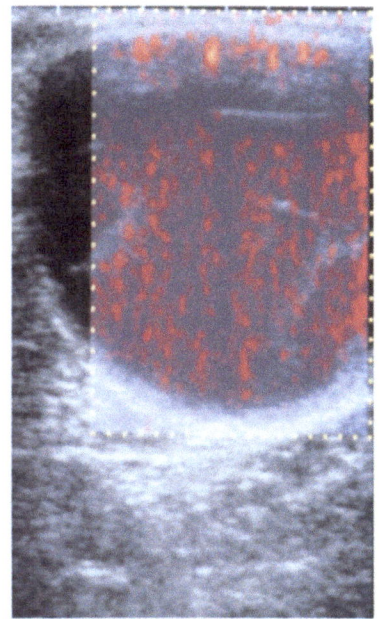

Abb. 3. Gleichmäßige Flüssigkeitssignale bei einem Serom in der Leiste

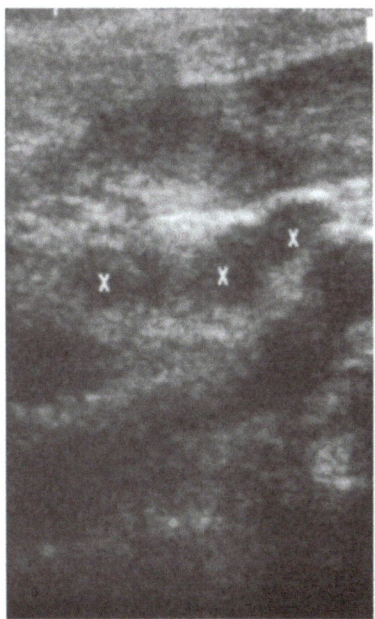

Abb. 4. Perlschnurartige Melanommetastasen an den Halsweichteilen

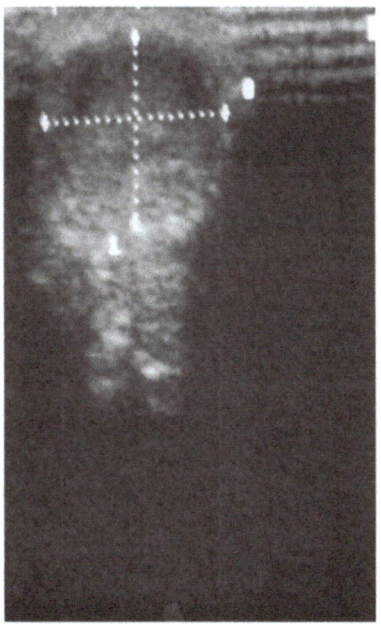

Abb. 5. Atypische subkutane Metastase präauriculär bei malignem Melanom

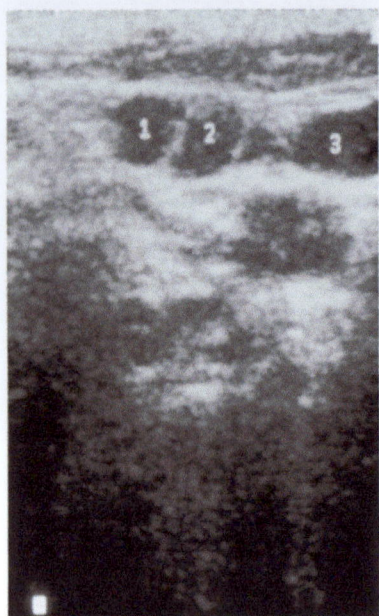

Abb. 6. Typische subkutane Metastasen bei malignem Melanom

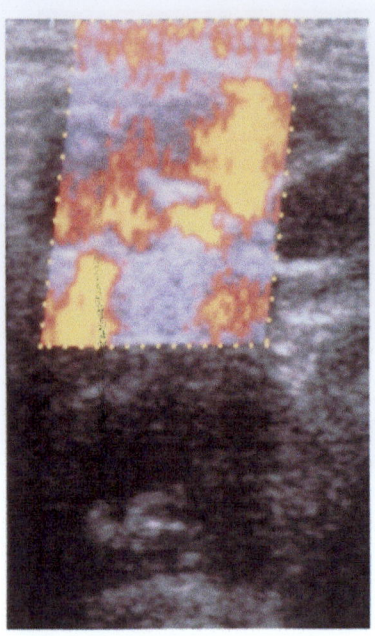

Abb. 7. Lymphknotenmetastase in der Leiste bei malignem Melanom

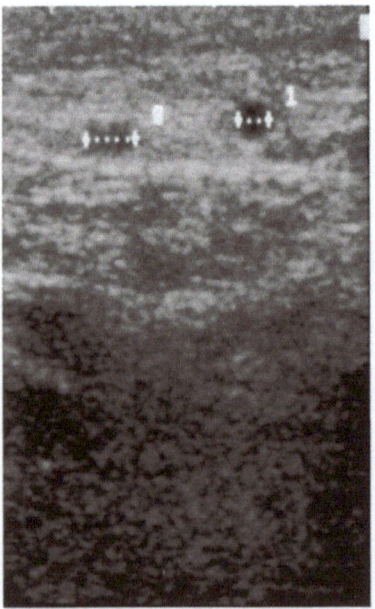

Abb. 8. Konglomerat von Lymphomlymphknoten an den Halsweichteilen

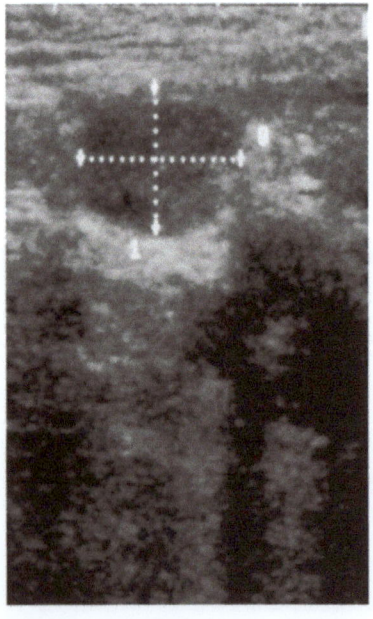

Abb. 9. Hypervaskularisation von Lymphomlymphknoten am Hals

Perlschnurartig angeordnete multiple Lymphknotenmetastasen

Anamnese. 82-jähriger Pat.; malignes Melanom, Stad. IIIb, pT_{4a+b} N_2 M_0; bei einem Primärtumor frontal multiple Lymphknoten an den Halsweichteilen palpabel; präauriculär entzündliche derbe Schwellung innerhalb mehrerer Wochen aufgetreten, schmerzhaft.

Sonographie. An den Halsweichteilen perlschnurartig angeordnete echoarme Raumforderungen, kugelig bis ovalär, teils unscharf, teils scharf umrandet, Konfluenz zwischen Muskel und Gefäß liegend (Abb. 4); präauriculär dem Knochen aufsitzend große, echoinhomogene, unscharf berandete, kugelige Raumforderung (Abb. 5).

Cave: Insbesondere bei größeren subkutane Metastasen kann die typische scharfe Begrenzung und Echoarmut fehlen (Abb. 6).

An den Halsweichteilen können sich Lymphknotenmetastasen beim Melanom wie in diesem Fall im Gegensatz zu der klassischen einzelstehenden Lymphknotenmetastase (Abb. 7) sonomorphologisch wie Konglomerate von Lymphomlymphknoten (Abb. 8) darstellen. Eine Differenzierung ist mittels der Bestimmung des Perfusionsmusters möglich, wobei Lymphomlymphknoten einen kräftigen zentralen Gefäßstamm mit Aufzweigungen zeigen und damit insgesamt eine Hypervaskularisation (Abb. 9) [5, 7].

Differentialdiagnose: Lymphknotenmetastase – Varixknoten

Anamnese. 60-jähriger Pat.; malignes Melanom, Stad. Ib, pT_2 N_0 M_0; bei Melanom an der linken Wade bei der Erstuntersuchung am linken Bein im Verlauf der Vena saphena magna Induration palpabel; unterhalb des Leistenbandes Verhärtung tastbar; bei den Nachsorgeuntersuchungen wiederholt Nachweis des unveränderten Varixknotens.

Sonographie. Unterhalb des Leistenbandes echoarme, kugelige Raumforderung, mit homogener Perfusion (Abb. 10 und 11) und dorsaler Schallverstärkung; die Struktur ließ sich komprimieren (Abb. 12) und der Gefäßverlauf in der 2. Ebene darstellen. Diagnose nach Verlaufsbeurteilung: Varixknoten.

Differentialdiagnose: Lymphknotenmetastasen – atypische Gefäßverläufe

Anamnese. 78-jähriger Pat.; malignes Melanom, Stad. IIa, pT_3 N_0 M_0; bei einem akrolentiginösen Melanom (ALM) am rechten Fuß Lymphknotendissektion der rechten Leiste ohne Tumorbefall; postoperativ konstant sonographischer Nachweis von Gefäßatypien.

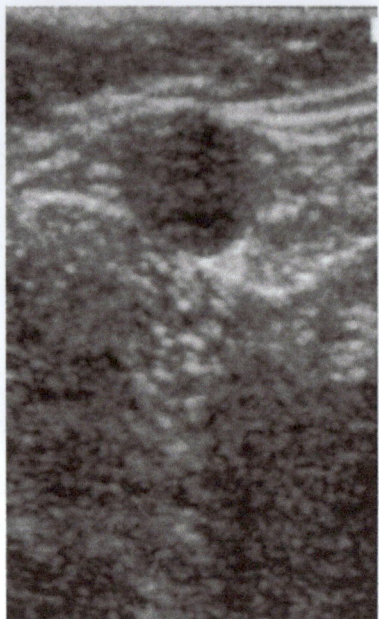

Abb. 10. Varixknoten in der Leiste

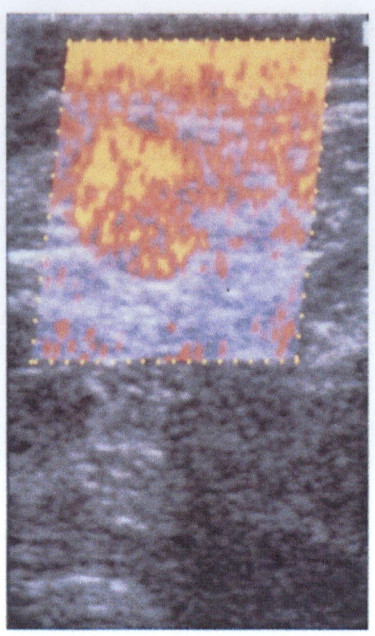

Abb. 11. Perfusion eines Varixknotens in der Leiste

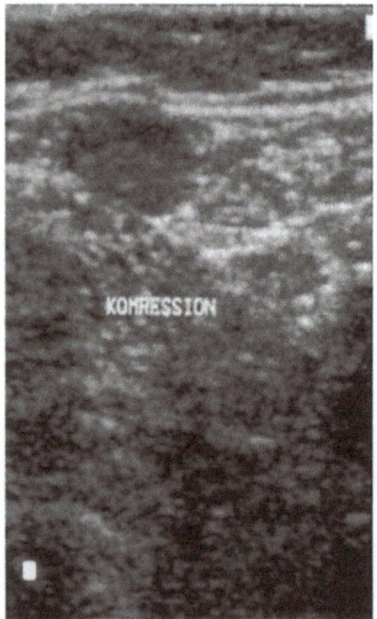

Abb. 12. Kompression eines Varixknotens in der Leiste

9 Fallstricke bei der Interpretation von 7,5 MHz-B-Scan-Bildern 85

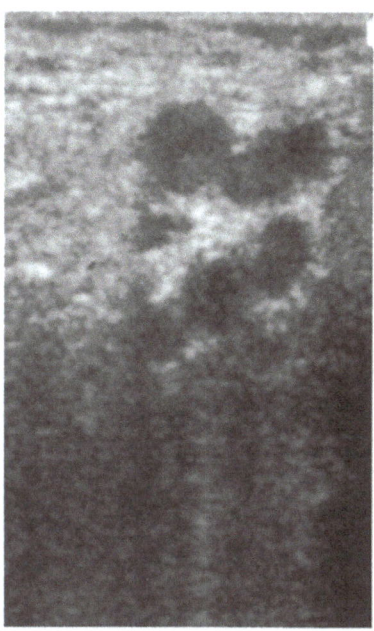

Abb. 13. Postoperative atypische Gefäßverläufe in der Leiste

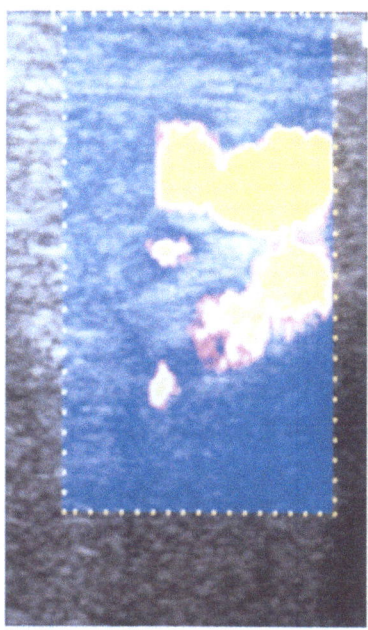

Abb. 14. Perfusion von atypischen Gefäßverläufen in der Leiste

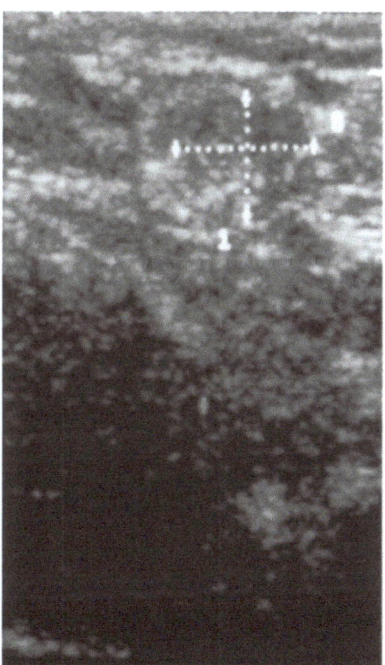

Abb. 15. Unspezifische, chronische Lymphadenitis in der Axilla

Sonographie. Im Leistenbereich mehrere teils kugelige und scharf umrandete, echoarme Raumforderungen mit dorsaler Schallverstärkung (Abb. 13) und homogener Perfusion im Power-Mode (Abb. 14), atypischen Gefäßen postoperativ entsprechend; bei der Darstellung in der zweiten Ebene Konfluenz der einzelnen Gefäße.

Cave: Ausgeprägt kugelige Metastasen können gelegentlich auch eine dorsale Schallverstärkung aufweisen [1].

Bei differentialdiagnostischen Überlegungen im Bereich der Leiste muß auch an Darmschlingen und Leistenhernien gedacht werden.

Differentialdiagnose: Lymphknotenmetastase – unspezifische chronische Lymphadenitis

Anamnese. 55-jähriger Pat.; malignes Melanom, Stad. Ib, pT_2 N_0 M_0; bei einem superfiziell spreitendem Melanom (SSM) am Rücken sonographisch unklarer Befund in der rechten Axilla (Metastase, alter verfetteter Lymphknoten, Fettlobulus, Hämatom); operative Entfernung mit histologischem Nachweis einer chronischen unspezifischen Lymphadenitis.

Sonographie. Einzelstehende kugelige Raumforderung in der Axillamitte mit Echoinhomogenität, unregelmäßiger Randsaum, kein Perfusionsnachweis (Abb. 15); außer einer chronischen Lymphadenitis kommt ein Hämatom in Frage (anamnestisch kein Trauma oder Operation), im weitesten Sinne auch ein Fettlobulus (keine scharfen Reflexe im bewegten Bild); eine beginnende Filialisierung beziehungsweise eine Lymphknotenmetastase mit Nekrosen oder Einblutungen kann jedoch nicht ausgeschlossen werden [3, 8].

Differentialdiagnose: Metastasenkonglomerat – Septiertes Lipom

Anamnese. 55-jähriger Pat.; malignes Melanom, Stad. IIb, pT_4 N_0 M_0; bei einem nodulären Melanom (NM) mit einer Tumordicke von 8 mm am Kapillitium drei Monate nach Diagnosestellung weiche tumoröse Erhabenheit nuchal mit unbekannter Bestandsdauer; im Krankheitsverlauf klinische und sonographische Konstanz des Befundes; in der CT und NMR fettäquivalente Raumforderung; eine Operation wurde aufgrund der Lokalisation mit Gefahr von Nervenverletzungen nicht durchgeführt.

Sonographie. Septierte Raumforderung mit drei echoreichen bis echoinhomogenen abgegrenzten runden Strukturen, dazwischen und als Randsaum echoarme Anteile (Abb. 16).

9 Fallstricke bei der Interpretation von 7,5 MHz-B-Scan-Bildern 87

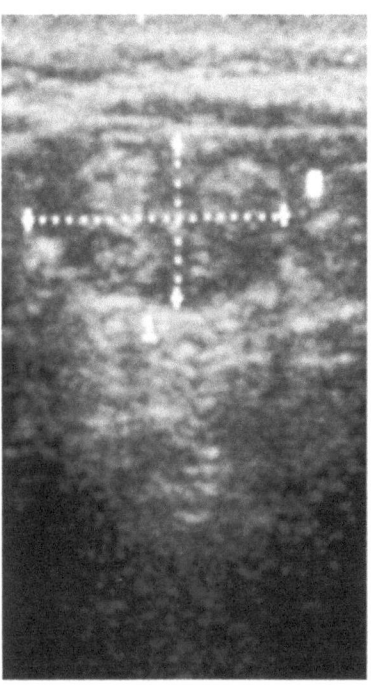

Abb. 16. Septiertes Lipom nuchal

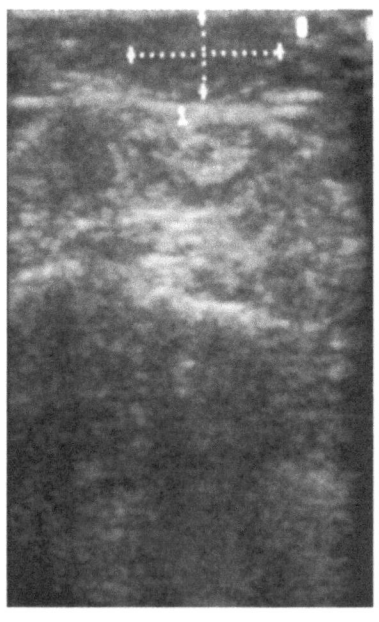

Abb. 17. Unseptiertes oberflächliches Lipom am Oberarm

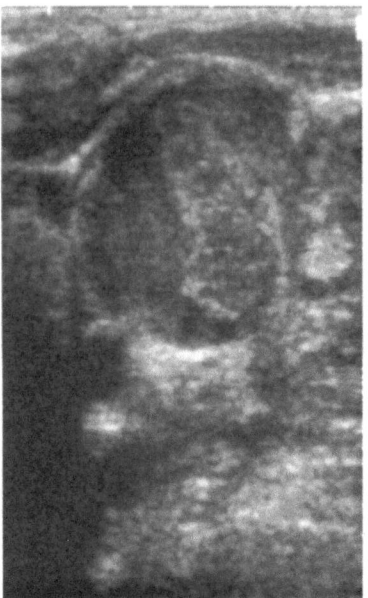

Abb. 18. Metastasenkonglomerat am Hals bei malignem Melanom

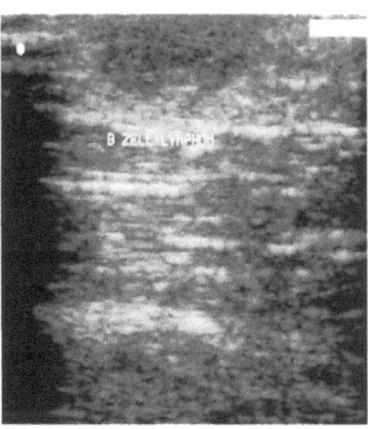

Abb. 19. Non-Hodgkin-Lymphom der Haut am linken Unterarm

Cave: Im Gegensatz zu unseptierten oberflächlichen Lipomen, die normalerweise relativ homogen echoreich sind und somit gut trennbar von Metastasen (Abb. 17), kann bei tiefliegenden septierten Lipomen eine differentialdiagnostische Abgrenzung gegenüber inhomogenen Metastasenkonglomeraten schwierig sein (Abb. 18). Differentialdiagnostische Probleme bezüglich des oberflächlichen Lipoms können z. B. bei Lymphominfiltraten entstehen (Abb. 19) [3].

Literatur

1. Altmeyer P, El-Gammal S, Hoffmann K (eds) (1991) Ultrasound in Dermatology. Springer, Berlin Heidelberg New York
2. Carl M (1997) 7,5 MHz-Sonographie. Ultraschall der subcutanen Lymphknoten in der dermatologischen Tumornachsorge. In: Korting HC, Sterry W. Diagnostische Verfahren in der Dermatologie. Blackwell, Berlin Wien, pp 21–26
3. Carl M, Blum A, Endress D, Rassner G (1995) Differentialdiagnosen sonomorphologisch echoarmer Lymphknoten im Rahmen der Nachsorge beim malignen Melanom. In: Tilgen W, Petzold D (Hrsg.) (1995) Operative und konservative Dermatoonkologie. Springer, Berlin Heidelberg New York, pp 144–150
4. Dill-Müller D, Kautz G (1997) Lymphknotensonographie. In: Garbe C, Dummer R, Kaufmann R, Tilgen W (Hrsg.) (1997) Dermatologische Onkologie. Springer, Berlin Heidelberg New York, pp 310–317
5. Hoffmann K, El-Gammal S, Altmeyer P (1990) B-scan-Sonographie in der Dermatologie. Hautarzt 41:7–16
6. Loose R, Weiss J, Kühn W, et al. (1991) Comparison of ultrasound with clinical findings in the early detection of regional matastatic lymph nodes in patients with malignant melanoma. In: Altmeyer P, El-Gammal S, Hoffmann K (eds) Ultrasound in Dermatology. Springer, Berlin Heidelberg New-York, pp 93–99
7. Solbiati L, Rizzatto G, Belotti E, et al. (1988) High-resolution sonography of cervical lymph nodes in head and neck cancer: Criteria for differentiation of reactive versus malignant nodes. Radiology 169:113
8. Vassallo P, Edel G, Roos N, Peters P-E (1993) In-vitro-high-resolution ultrasonography of benign and malignant lymph nodes. Invest Radiol 28:698–705.

10 Darstellung von Hauttumoren und entzündlichen Hautkrankheiten mit hochauflösendem Ultraschall

C. Garbe und A. Blum

Einführung

Der Ultraschall der Haut hat im Vergleich zu Ultraschalluntersuchungen anderer Organe erst spät Einzug in die Dermatologie gehalten. Während Ultraschalluntersuchungen innerer Organe überhaupt erst zur Sichtbarmachung der Strukturen eingesetzt werden, können an der Haut die Veränderungen unmittelbar gesehen werden. Zusätzlich können krankhafte Prozesse an der Haut auch gut getastet werden. Deshalb leuchtet dem Dermatologen der Einsatz entsprechender Geräte nicht unmittelbar ein. Welche zusätzlichen Informationen kann nun ein Ultraschallgerät an der Haut eröffnen? Hier sind vorrangig folgende Untersuchungsmöglichkeiten zu nennen:
- Darstellung und Vermessung echoarmer Strukturen in Epidermis, Dermis und Subkutis
- Darstellung und Vermessung echoreicher Strukturen in Epidermis, Dermis und Subkutis.

Hieraus ergeben sich differentialdiagnostische Möglichkeiten sowie neue Ansätze zur Quantifizierung. Letztere sind vor allem im Hinblick auf eine Verlaufsbeurteilung von Bedeutung.

Die Abgrenzung echoarmer von echoreichen Strukturen ist differentialdiagnostisch für eine Reihe von Fragestellungen geeignet. Die malignen Tumoren der Haut stellen sich in aller Regel als echoarme Strukturen dar. Dasselbe gilt für benigne melanozytäre Läsionen. Eine Abgrenzung von echoreicheren Läsionen wie von seborrhoischen Keratosen oder ältere Narben, Dermatofibromen u.a. wird durch die Sonographie möglich. Eine Unterscheidung zwischen malignen Melanomen und melanozytären Nävi ist allerdings nicht möglich. Auch entzündliche Infiltrate zeigen ein echoarmes Bild, so daß auch hier eine Abgrenzung nicht möglich ist.

Sowohl Tumoren als auch entzündliche Infiltrate können vermessen werden. Bei Hauttumoren ist dies insbesondere im Hinblick auf die Planung des operativen Vorgehens nützlich. Mittels der hochauflösenden Sonographie kann eine gute präoperative Abschätzung der Tumordicke beim Melanom und anderen Hauttumoren vorgenommen werden. Die seitliche Abgrenzung läßt sich allerdings nur schlecht erfassen, dieses ist insbesondere in Arealen mit einer aktinischen Elastose kaum möglich. Die Vermessung entzündlicher Infiltrate kann zum einen zur Verlaufskontrolle entzündlicher Dermatosen verwendet werden (z.B. Psoriasis, atopische Dermatitis). Zum anderen ist auch eine exaktere Bewertung von Testreaktionen (z.B. Epikutantest) möglich. Schließlich hat die Darstellung entzündlicher Infiltrate auch differentialdiagnostische Bedeutung, so können z.B. Follikelentzündungen von diffusen Entzündungen abgegrenzt werden. Die diagnostischen Möglichkeiten des hochauflösenden Ultraschalls der Haut und Subkutis sind bisher erst zum Teil ausgelotet. Weitere Anwendungsgebiete werden zweifellos in der Zukunft erschlossen werden.

Technik der hochauflösenden Sonographie der Haut

Um die oberflächlichen Strukturen der Haut darzustellen, war es erforderlich, Schallköpfe zu bauen, die hohe Frequenzen senden und empfangen können. Seit einem Jahrzehnt stehen auf dem Markt käuflich erwerbbare Geräte zur Verfügung, die über 20 MHz-Schallköpfe verfügen. Hierfür waren mehrere Probleme zu lösen. Im 20 MHz-Bereich konnte nicht mit kontinuierlichen Schallwellen, sondern nur nach der Impuls-Echo-Methode gearbeitet werden. Dafür werden sehr kurze Ultraschallimpulse erzeugt und anschließend die Echos registriert. Für die Anwendung an der Haut ist es erforderlich, für die Einleitung des Schalls eine Wasserlaufstrecke zu verwenden. Dabei wird das Wasser entweder direkt auf die Haut aufgebracht oder mit einer dünnen, möglichst reflektionsarmen Folie im Schallkopf gehalten.

Die Darstellung der Echosignale erfolgte zunächst als Kurve oder A-Scan (A für Amplitude). Die Amplituden der Echosignale werden dabei in Richtung der Ordinate über der Eindringtiefe in die Haut (Laufzeit) in Richtung der X-Achse dargestellt. Diese Messungen werden an einem einzelnen Punkt an der Haut vorgenommen [4, 5, 61]. Bei Sonographiegeräten mit niedriger frequenten Schallköpfen werden flächenhafte Bilder durch die Parallelschaltung von Schallsonden im Schallkopf erzeugt. Dafür können mehr als 100 Schallsonden parallel geschaltet werden. Dieses Verfahren war für die hochauflösende Technik nicht möglich. Aus diesem Grunde werden in der hochauflösenden Sonographie der Haut die Schallsonden durch einen Motor im Schallkopf bewegt, so daß durch Auswertung in schneller Frequenz aufgenommener A-Scans ein zweidimensionales Bild über ein Computerprogramm erzeugt werden kann. Dabei wird der Keramik-Transducer bei den heute üblichen Geräten über eine Länge von ca. 12 mm bewegt. Die Aufnahmen erfolgen jeweils durch die Wasservorlaufstrecke. Für die Bildwiedergabe werden den verschiedenen Amplituden der Echosignale Farben zugeordnet. Farben können vom menschlichen Auge besser verarbeitet werden als Graustufen. So entsteht ein zweidimensionales Bild, das auch als B-Scan bezeichnet wird (B wie Brightness).

Auf dem Markt sind derzeit 2 Geräte für die 20 MHz-Sonographie mit den dargestellten technischen Optionen erhältlich (DUB 20, taberna pro medicum, Lüneburg und Dermascan C, Cortex Technology, Hadsund, Dänemark). Beide Geräte besitzen Ein-Element-Keramiktransducer, welche durch sog. Steppermotoren im Applikator durch eine Wasservorlaufstrecke bewegt werden. Schallimpulse werden in hoher Frequenz gesendet (beim Dermascan C 8 Impulse pro Sekunde). Dabei werden die Schallsonden über eine Länge von ca. 12 mm bewegt. Die Auflösung zur Tiefe hin beträgt ca. 80 µm, die laterale Auflösung ca. 200 µm. Die Tiefe ist bis zu 12 mm beurteilbar.

Durch Verwendung entsprechender Computerprogramme wurde es möglich, auch eine dreidimensionale Darstellung der Ultraschallbilder vorzunehmen. Diese werden auch als C-Scans (C steht für Computed) bezeichnet. Hiermit können dreidimensionale Rekonstruktionen von Hauttumoren erstellt werden sowie Volumina berechnet werden [57–59]. Der Vorteil der dreidimensionalen Darstellung für die Ultraschalldiagnostik der Haut und Subkutis bleibt jedoch begrenzt. Die Methode hat sich bisher nicht in größerem Umfang im klinischen Bereich durchgesetzt.

Sonographisches Bild der normalen Haut

Der hochauflösende Ultraschall wurde zuerst zur Vermessung der Hautdicke verwendet [61]. Im derzeit zumeist verwendeten B-Scan sieht man je nach verwendetem System mit oder ohne Plastikfolien-Membran zunächst die Membran und darunter eine echoarme oder echoleere Zone, die je nach Dicke des verwendeten Ultraschallkontaktgeles variiert. Hier können Luftblasen zu Echos führen. Es zeigt sich dann ein echodichtes Band, das dem Eintrittsecho an der Hautoberfläche entspricht. In hyperkeratotischen Arealen, z.B. an Palmae und Plantae, oder auch bei Vorliegen einer Verruca seborrhoica kann dieses Eintrittsecho verstärkt sein. Bei verstärktem Eintrittsecho resultiert dahinter eine dorsale Verminderung der Echosignale (Schallschatten).

Epidermis und Dermis besitzen nahezu die gleiche Echodichte, so daß ihre Abgrenzung voneinander schwierig sein kann (Abb. 1). Jedoch läßt

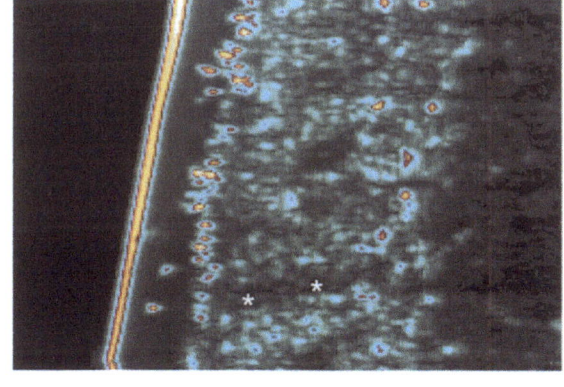

Abb. 1. Darstellung der normalen Haut mit der 20 MHz-Sonographie (von links nach rechts gesehen): Wasservorlaufstrecke (schwarz), Folie (grün-gelb-grün), Kontaktgel mit vereinzelten Haaren (schwarz mit grünen Pixels), Epidermis, Dermis mit Haarfollikel (mit * gekennzeichnet) und subkutanes Fettgewebe

sich in vielen Fällen bei höherer Auflösung das Stratum papillare mittels der 20 MHz-Sonographie darstellen. Somit kann eine Trennung von Epidermis und Dermis ansatzweise getroffen werden. Das darunterliegende subkutane Fettgewebe ist echoarm, so daß die Dicke der gesamten Haut in den meisten Körperregionen gut erfaßbar ist.

Die sonographische Messung der Hautdicke korreliert sehr gut mit Messungen am histologischen Präparat [9]. Die Dicke der Haut variiert in Abhängigkeit von Geschlecht, Alter und Körperregion. Bis zum 20. Lebensjahr nimmt die Dicke der Haut zu, danach nimmt sie mit zunehmendem Alter wieder ab [52, 61]. Auch das sonographische Bild der Haut verändert sich mit dem Lebensalter. In jüngerem Alter ist die Echogenität der Haut geringer als in höherem Alter [52]. Dieses gilt allerdings nicht für aktinisch vorgeschädigte Haut: Die aktinische Elastose in der oberen Dermis stellt sich als echoarmes Band im Ultraschall dar [12, 19]. Die Dicke dieses echoarmen Bandes variiert auch in Abhängigkeit von der Tageszeit [12].

In der 20 MHz-Sonographie können als Adnexorgane nur die Haarfollikel dargestellt werden (Abb. 1). Die Schweißdrüsen sind in der Regel nicht sicher erkennbar. Die Haarfollikel stellen sich als echoärmere Strukturen in der Haut dar. Ihre Größe kann bei verschiedenen Krankheitsbildern variieren. Bei Akne oder Hidradenitis suppurativa können die Haarfollikel deutlich verbreitert sein [25].

Hauttumoren und entzündliche Infiltrate ebenso wie Ödem- oder Flüssigkeitsansammlungen stellen sich in der Haut als echoarme Bezirke dar (Abb. 2 und 3). Sie können in der Regel nicht voneinander differenziert werden. Der Schweregrad entzündlicher Dermatosen kann anhand der Ausdehnung des entzündlichen Infiltrates beurteilt werden. Vor diesem Hintergrund wurde auch vorgeschlagen, Reaktionen im Epikutantest mittels der 20 MHz-Sonographie zu quantifizieren [1, 2].

Eine Vermessung der Hautdicke kann bei verschiedenen Erkrankungen interessant sein. So findet sich beispielsweise bei den sklerodermiformen Hauterkrankungen (zirkumskripte oder systemische Sklerodermie) eine Verdickung des Koriums, die zum Teil sehr ausgedehnt sein kann [22, 26,

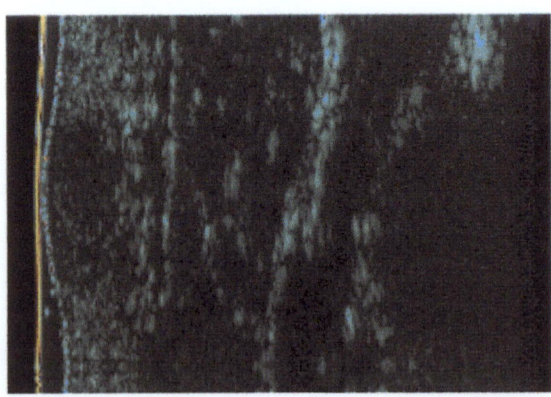

Abb. 2. Darstellung eines entzündlichen Infiltrates (von links nach rechts gesehen): Wasservorlaufstrecke (schwarz), Folie (grün-gelb-grün), dünne Zone mit Kontaktgel (schwarz), vorgewölbte Epidermis mit echoärmerem Tumor in der Dermis, relativ scharf abgegrenzt

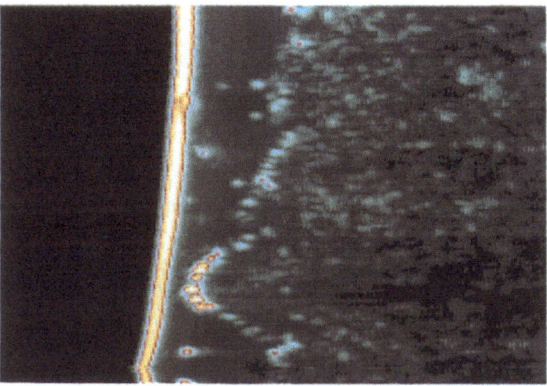

Abb. 3. Darstellung einer entzündlichen Papel (von links nach rechts gesehen): Wasservorlaufstrecke (schwarz), Folie (grün-gelb-grün), Kontaktgel mit vereinzelten Haaren (schwarz mit grünen Pixels), vorgewölbte echoreichere Epidermis mit echoärmerem Tumor im oberen Anteil der Dermis

43]. Auf der anderen Seite läßt sich mittels der hochauflösenden Sonographie auch eine Atrophie der Haut erkennen. Dieses wurde z. B. zur Untersuchung des atrophisierenden Effektes verschiedener Kortikosteroide benutzt. Die Verdünnung der Haut bei Anwendung hochpotenter Kortikosteroide in Externa konnte in verschiedenen Untersuchungen eindeutig nachgewiesen werden [17, 27, 30].

Psoriasis

Der Schweregrad einer Psoriasis läßt sich mit hochauflösendem Ultraschall einschätzen, und die Methode ist geeignet, um den Krankheitsverlauf zu dokumentieren und zu beurteilen. Die Ultraschall-Darstellung eines psoriatischen Plaques zeigt ein oberflächliches echoreiches Band (Band A) gefolgt von einem echoarmen Band (Band B) und tiefer von einem echoreichen Band (Band C) (Abb. 4). Die Dicke des Bandes B korreliert mit dem Schweregrad der Psoriasis [14]. Dieses echoarme Band entspricht dem entzündlichen Infiltrat bei Psoriasis. Das sonographische Monitoring einer Psoriasis kann zur Beurteilung des Therapieerfolges herangezogen werden [18, 62]. So wurde beispielsweise der therapeutische Effekt einer topischen Behandlung mit Anthralin durch 20 MHz-Ultraschallmonitoring nachgewiesen. Dabei nahm nicht nur die Dicke des echoarmen Bandes B ab sondern auch die Gesamtdicke der Haut [8]. Andere Untersucher halten dieses echoarme Band B nicht nur für die Darstellung des entzündlichen Infiltrates, sondern für eine Kombination aus akanthotischer Epidermis und entzündlichem Infiltrat [32]. Zur Verlaufskontrolle der Psoriasis sollte deshalb die Strecke zwischen dem Eintrittsecho in die Epidermis und der unteren Grenze des echoarmen Bandes B vermessen werden. Je größer diese Strecke ist, desto höher ist der Schweregrad der Psoriasis.

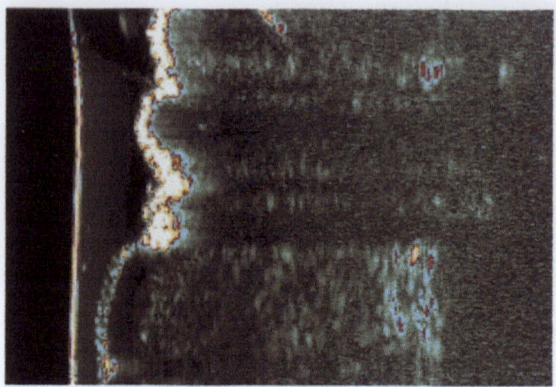

Abb. 4. Darstellung einer Psoriasis (von links nach rechts gesehen): Wasservorlaufstrecke (schwarz), Folie (grün-gelb-grün), Kontaktgel (schwarz), wellig verlaufende, teils stark hyperkeratotische und verdickte Epidermis (oben) mit dorsaler Schallauslöschung, bzw. mit normaler Darstellung der Epidermis und Eintrittsecho und breitem echoarmen Saum in der oberen Dermis (unten)

Irritative Dermatitis

Ähnlich wie bei der Psoriasis zeigt sich bei einer Dermatitis ein echoarmes Band im Bereich der dermo-epidermalen Junktionszone. Die Dicke dieses echoarmen Bandes korrespondiert wiederum mit dem Schweregrad der Dermatitis. So konnte beispielsweise gezeigt werden, daß bei Personen mit einer Nickelallergie die Testreaktion nach Kontakt mit Nickelsulfat dann zunahm, wenn vorher eine Vorbehandlung mit Natriumlaurylsulfat als Irritans vorgenommen worden war. Die Reaktion fiel bei Patienten mit bekanntem Atopie-Syndrom signifikant stärker aus als bei Kontrollpersonen mit Nickelallergie [41]. Die exakte Quantifizierung irritativer Hautentzündungen wurde vor allem für die Auswertung von Testreaktionen genutzt [37, 42, 47, 53].

Die sonographische Quantifizierung der Entzündungsreaktionen wurde ebenfalls eingesetzt, um die Wirksamkeit verschiedener antiinflammatorischer Therapeutika zu untersuchen. So kann mittels Irritantien eine Kontaktdermatitis induziert werden und nach Behandlung kann durch Messung der Abnahme der Entzündungsreaktion die Wirksamkeit der Therapeutika klassifiziert werden. Damit gelingt es beispielsweise zwischen schwachen, mittleren und starken Kortikosteroiden in der topischen Anwendung zu unterscheiden [6, 49, 50].

Epikutantest-Reaktionen

Agner und Serup schlugen als erste die Verwendung der 20 MHz-Sonographie für die Quantifizierung von Epikutantest-Reaktionen vor (Abb. 5) [1, 2]. Durch die sonographische Auswertung lassen sich auch subklinische

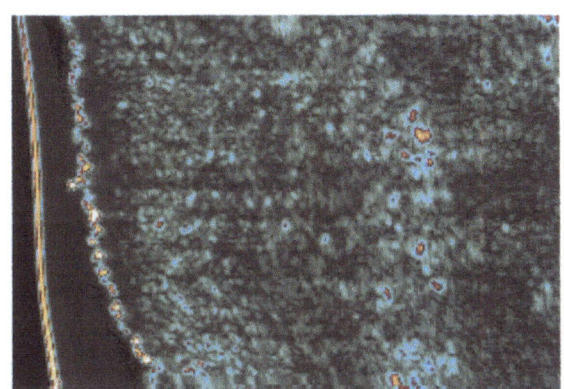

Abb. 5. Darstellung einer Epikutantestung (von links nach rechts gesehen): Wasservorlaufstrecke (schwarz), Folie (grün-gelb-grün), Kontaktgel (schwarz), vorgewölbte Epidermis und echoärmere Anteile in der oberen Dermis

Epikutantest-Reaktionen nachweisen [40]. Für die Quantifizierung der Reaktionen wurden auch spezielle Farbdarstellungen im B-Scan für die echoarmen Bänder in der Testreaktion gewählt [45, 46, 51]. Die Darstellung der Epikutantest-Reaktionen mittels Ultraschall ist besser reproduzierbar als die klinische Einschätzung verschiedener Beobachter [48, 54].

Außer den klassischen Epikutantest-Reaktionen können auch die Typ IV-Reaktionen nach Einsatz von Recall-Antigenen vermessen werden. Dieses gilt insbesondere für die Auswertung des Multitestes Merieux. Im Bereich der positiven Reaktion findet sich ein Verlust von Echogenität, der densitometrisch ausgewertet werden kann. Die reaktiven Papeln zeigen weiterhin eine Konvexität der Hautoberfläche sowie einen Vorfall des Koriums in das subkutane Fettgewebe [21].

Prick-Test-Reaktionen

Durch Injektion von Histamin oder durch Auslösung einer Typ I-Reaktion an der Haut entsteht eine urtikarielle Reaktion (Abb. 6). Dabei bildet sich ein Ödem in der oberen Dermis, das sonographisch als echoarmer Bezirk dargestellt werden kann. Die Größe dieses echoarmen Bezirkes kann mittels B-Scan vermessen werden. Durch sonographische Messungen konnte gezeigt werden, daß das Ausmaß der Ödembildung am linken und rechten Unterarm variieren kann und auch von der genauen Lokalisation am Arm abhängig ist. In proximalen Regionen des Armes ist die Testreaktion stärker als an distalen Anteilen [7].

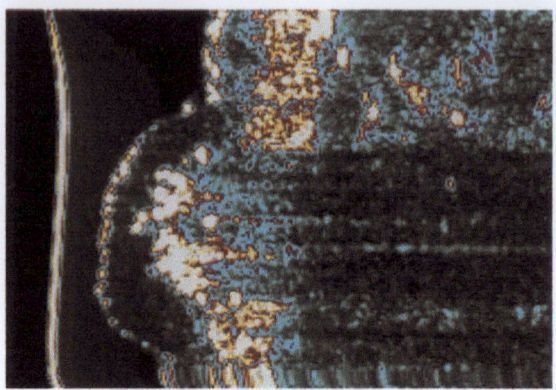

Abb. 6. Darstellung einer Pricktestung (von links nach rechts gesehen): Wasservorlaufstrecke (schwarz), Folie (grün-gelb-grün), Kontaktgel (schwarz), exophytisch sichtbare Epidermis und Dermis, mit echoärmerem Anteil im oberen Bereich und verdichtetem und echoreicherem Anteil im unteren Anteil der Dermis

Sklerodermiforme Hauterkrankungen (zirkumskripte oder systemische Sklerodermie)

Bei den sklerodermiformen Hauterkrankungen (zirkumskripte oder systemische Sklerodermie) entstehen eine Fibrose der Kutis mit einer Verdickung der Haut. Der Grad der Verdickung der Haut korreliert mit dem Schweregrad der Erkrankung sowie auch mit der Krankheitsdauer. Die Dickenmessung mit der 20 MHz-Sonographie ist sehr gut reproduzierbar und variiert zwischen verschiedenen Beobachtern in weniger als 1% [36].

Auch bei der Morphea findet sich eine Verdickung der Haut, die zwischen 2% und 250% variieren kann (Abb. 7a). Die Verdickung kann durch Vergleich mit Arealen nicht involvierter Haut gemessen werden (Abb. 7b) [22]. Ein Charakteristikum der Morphea ist weiterhin der vollständige oder teilweise Verlust des subkutanen Fettgewebes (Abb. 7a). Im Verlauf der zirkumskripten Sklerodermie kann es zu einer Atrophie kommen, die zumeist das subkutane Gewebe mit umfaßt [30]. Die Dickenmessung wurde in verschiedenen Therapiestudien bei Morphea und Sklerodermie zur Verlaufsbeurteilung herangezogen. So konnten Rückbildungen unter niedrig dosierter UVA-Phototherapie gezeigt werden [26]. Die Rückbildung eines Lichen sclerosus et atrophicus unter Balneo-Phototherapie wurde ebenfalls mittels 20 MHz-Sonographie dokumentiert [63].

Sowohl bei der systemischen Sklerodermie als auch bei der Morphea finden sich weitere Veränderungen im sonographischen Bild im Vergleich zur gesunden Haut. Die Echogenität in der sklerotischen Haut nimmt zu. Im Vergleich zu Kontrollpersonen wurden auch Unterschiede im sonographischen Bild in nicht involvierten Hautarealen von Sklerodermiepatienten gesehen [43, 44].

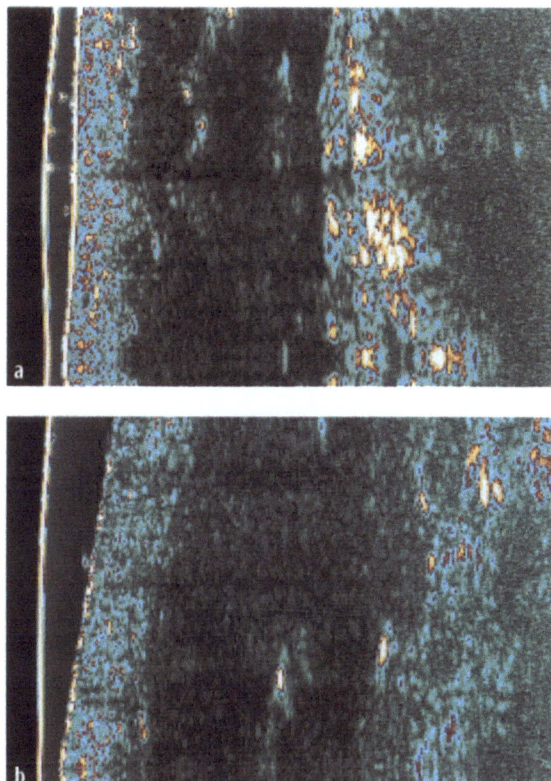

Abb. 7. a Darstellung einer Morphea, befallenes Hautareal (von links nach rechts gesehen): Wasservorlaufstrecke (schwarz), Folie (grün-gelb-grün), Kontaktgel mit vereinzelten Haaren (schwarz mit grünen Pixels), verdichtete Dermis und dünneres subkutanes Fettgewebe im Vergleich zum korrespondierenden gesunden Hautareal. **b** Darstellung einer Morphea, korrespondierendes gesundes Hautareal (von links nach rechts gesehen): Wasservorlaufstrecke (schwarz), Folie (grün-gelb-grün), Kontaktgel (schwarz), diskret verbreitete Dermis und mit deutlich dickerem subkutanen Fettgewebe

Dermatoliposklerose

Im Rahmen der chronisch venösen Insuffizienz entsteht vorwiegend an den Unterschenkeln eine Dermatoliposklerose. Dabei kommt es zu einer Verdickung der Dermis. Diese kann mittels der 20 MHz-Sonographie vermessen werden. Allerdings hebt sich die untere Grenze der Dermis nur unscharf vom unterliegenden Fettgewebe ab. Die Echogenität der Dermis nimmt im Vergleich zu gesunder Haut ab. In der oberen Dermis stellt sich ein echoärmeres Band dar, das mit einer Vermehrung von Kapillaren in der Histologie korrespondiert. Der hochauflösende Ultraschall erlaubt eine schnelle und exakte Quantifizierung der Dermatoliposklerose [38, 64].

Gutartige Hauttumoren

Die meisten gutartigen Hauttumoren zeigen kein sehr charakteristisches Bild. Dermatofibrome können je nach Alter der Läsion ein echoärmeres oder echoreicheres Bild zeigen. Sie grenzen sich gegenüber der umgebenden Haut nur schlecht ab. Insbesondere zu Beginn zeigen sie ein echoarmes Bild [16].

Hämangiome besitzen kein typisches Reflektionsmuster (Abb. 8 und 9). Zumeist findet sich ein Nebeneinander von echoarmen und echoreicheren Arealen, die ein geschecktes Bild ergeben. Bei thrombosierten Angiomen wird zum Teil eine echoreichere Zone mit nachgeordneter streifiger Schallabschwächung (Schallschatten) gefunden. Lymphangiome dagegen erscheinen als größere echoarme kommunizierende Kavernen [3, 31].

Epidermalzysten lassen sich von der umgebenden Epidermis gut abgrenzen. Sie zeigen ein rundes, echoarmes Erscheinungsbild, das sich als nahezu echoleere Zone scharf von der umgebenden Dermis abhebt [25, 31].

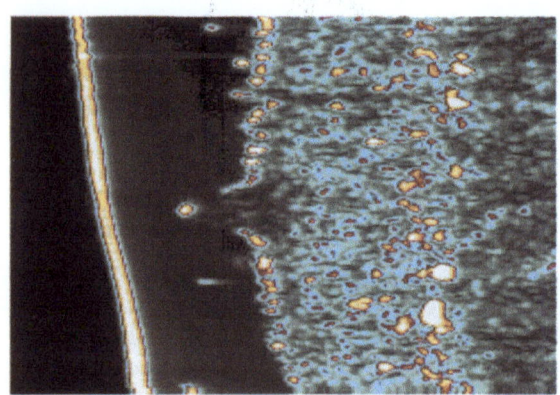

Abb. 8. Darstellung eines senilen Hämangioms (von links nach rechts gesehen): Wasservorlaufstrecke (schwarz), Folie (grüngelb-grün), Kontaktgel mit vereinzelten Haaren (schwarz mit grünen Pixels), exophytisch, teils inkomplett dargestellte Epidermis mit fast echoarmem Anteil der oberen Dermis

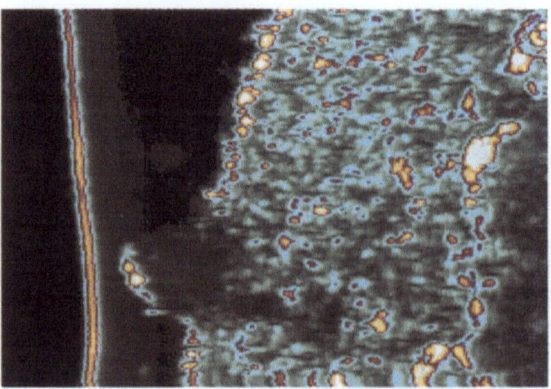

Abb. 9. Darstellung eines kavernösen Hämangioms (von links nach rechts gesehen): Wasservorlaufstrecke (schwarz), Folie (grüngelb-grün), Kontaktgel (schwarz), exophytisch, teils inkomplett dargestellte Epidermis mit fast echoarmem Anteil der oberen Dermis, teils zapfenartig in die Tiefe reichend

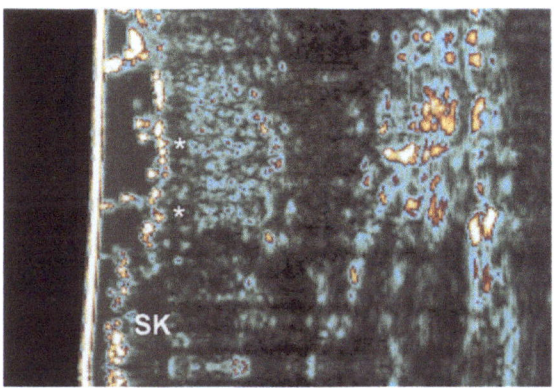

Abb. 10. Darstellung einer seborrhoischen Keratose (SK) und einer aktinischen Elastose (*) (von links nach rechts gesehen): Wasservorlaufstrecke (schwarz), Folie (grün-gelb-grün), Kontaktgel mit vereinzelten Haaren (schwarz mit grünen Pixels), leicht exophytische Erhebung im unteren Bildrand mit echoreichem Eintrittsecho und streifigen dorsalen Schallauslöschung (SK); oberhalb von der seborrhoischen Keratose echoärmeres Band unterhalb dem Eintrittsecho (*)

Seborrhoische Keratosen

Seborrhoische Keratosen zeigen im Ultraschall ein typisches Bild (Abb. 10): Charakteristisch ist ein echoreiches, verbreitertes Eintrittsecho in die Haut. Je nach Grad der Hyperkeratose findet sich dahinter eine mäßige bis starke dorsale Schallabschwächung (dorsaler Schallschatten). Hornzysten zeigen sich durch oberflächlich gelegene Binnenechos. Seborrhoische Keratosen lassen sich so sehr gut von melanozytären Naevi oder melanozytären Läsionen abgrenzen. Dies ist insbesondere dann von Bedeutung, wenn auflichtmikroskopisch eine Abgrenzung schwierig ist. Die hochauflösende Sonographie kann dann als zusätzliches differentialdiagnostisches Verfahren die Einordnung ermöglichen.

Melanozytäre Naevi

Melanozytäre Naevi stellen sich als spindelförmige, echoarme Tumoren dar (Abb. 11). Sie lassen sich gegenüber der übrigen Haut gut abgrenzen [11]. Das sonographische Bild unterscheidet sich nicht von dem maligner Melanome (Abb. 12). Bei melanozytären Naevi werden zwar mehr Binnenreflexe gefunden und bei statistischen Auswertungen zeigte sich eine erhöhte Echodichte im Vergleich zum malignen Melanom. Im Einzelfall erscheint aber eine Unterscheidung nicht möglich [23].

Dermale melanozytäre Naevi von papillomatöser Bauweise können an der Oberfläche Hornzysten enthalten. Dann kommt es zu einer Verstärkung des Eintrittsechos in die Haut sowie kleineren Binnenreflexen an der Oberfläche der Läsion. Weiterhin kann es zu einer dorsalen Schallabschwä-

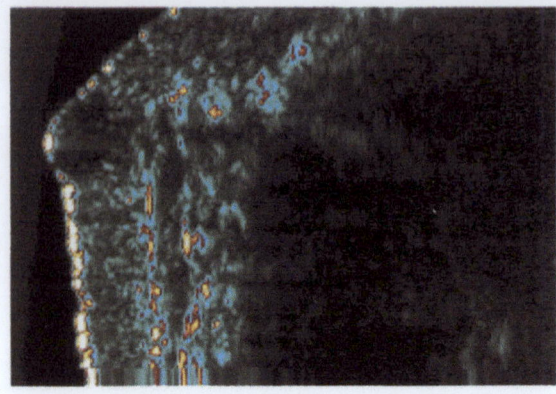

Abb. 11. Darstellung eines Naevuszellnaevus (von links nach rechts gesehen): Kontaktgel (schwarz), exophytische Erhebung der Epidermis mit teils echoärmerem, relativ gut abgrenzbarem Tumor in der oberen Dermis

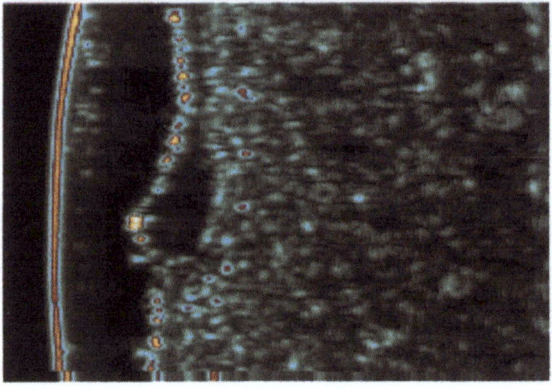

Abb. 12. Darstellung eines superfiziell spreitenden Melanoms (SSM, Tumordicke 0,8 mm nach Breslow, Level III nach Clark) (von links nach rechts gesehen): Wasservorlaufstrecke (schwarz), Folie (grün-gelb-grün), Kontaktgel mit vereinzelten Haaren (schwarz mit grünen Pixels), leicht asymmetrisch, exophytische Erhebung der Epidermis mit echoarmem, relativ gut abgrenzbarem Tumor in der Dermis

chung (dorsaler Schallschatten) kommen und es wird das Bild einer seborrhoischen Keratose imitiert [16].

Malignes Melanom

In der 20 MHz-Sonographie stellen sich maligne Melanome zumeist als spindelförmige und echoarme bis echoleere Areale dar (Abb. 12). Das Eintrittsecho in die Haut über dem Tumor ist gegenüber der umgebenden Haut unverändert. Nur in Ulzerationszonen kann das Eintrittsecho abgeschwächt sein. Das dorsale Schallverhalten unterhalb des Tumors ist ebenfalls unauffällig und die unterliegende Haut zeigt sich in derselben Dichte wie in der Umgebung [10, 11, 23]. Sonographisch lassen sich maligne Melanome nicht von benignen melanozytären Naevi oder auch von Basalzellkarzinomen abgrenzen. In der Regel sind zwar Melanome echoärmer bis homogen echoleer, während melanozytäre Naevi und Basalzellkarzinome eine relativ höhere Echodichte aufweisen. Für die Differenzierung im Einzelfall sind diese Merkmale jedoch nicht geeignet.

Die präoperative Bestimmung der Tumordicke maligner Melanome ist eines der am frühesten untersuchten und am besten etablierten Einsatzgebiete für die hochauflösende Sonographie der Haut. Hier wurden erste Untersuchungen bereits zu Beginn der 80er Jahre von Breitbart et al. mittels des A-Scans durchgeführt [4, 5]. Bei der Bestimmung der Tumordicke des Melanoms werden die echoarmen bis echoleeren Anteile vermessen, die sich unterhalb des Eintrittsechos zeigen. Die Tumordicke wird durch die Strecke vom Eintrittsecho bis zu den untersten Anteilen des echoarmen Areals repräsentiert. Dabei dürfen angrenzende echoarme Areale, die anderen Strukturen hinzuzurechnen sind, nicht mit vermessen werden. Hier sind insbesondere Haarfollikel auszunehmen oder Fettgewebsanteile, die ins Korium hineinreichen können. Mehrere Arbeitsgruppen konnten eine gute Korrelation zwischen den sonographisch ermittelten Werten der Tumordicke und den am histologischen Präparat erhobenen Werten zeigen. Die Korrelationskoeffizienten zwischen beiden Meßergebnissen variierten zwischen 0,88 und 0,98. Im Vergleich zur histologischen Tumordicke nach Breslow sind die mittels der Sonographie erhobenen Werte der Tumordicke zumeist höher, nur selten wird die Tumordicke in der sonographischen Untersuchung unterschätzt [11, 15, 23, 28, 34, 39, 55, 56, 60]. Folgende Faktoren tragen zu einer Überschätzung der Tumordicke im Vergleich zum histologischen Präparat bei:

- Durch die Fixierung des Gewebes und die Paraphineinbettung findet eine Schrumpfung statt. Die hierdurch resultierende Verringerung des Gewebsvolumens wird auf ca. 10% geschätzt. Dadurch ergibt sich ein systematischer Fehler im Vergleich der beiden Messungen.
- Subtumorale entzündliche Infiltrate, die häufig bei Melanomen vorkommen, lassen sich sonographisch nicht von Tumorgewebe abgrenzen. Das entzündliche Infiltrat wird somit bei der sonographischen Messung zum Tumor mit hinzugerechnet.
- Bei ca. 25–30% der malignen Melanome sind assoziierte Anteile präexistenter Naevi zu sehen. Diese lassen sich ebenfalls sonographisch nicht vom Tumor differenzieren und werden bei der Tumordickenmessung mit hinzu gerechnet. Bei der histologischen Beurteilung werden sie bei der Tumordickenmessung dagegen nicht mitberücksichtigt.
- Da die histologische Aufarbeitung in Stufen erfolgt, ist nicht sichergestellt, daß tatsächlich die am tiefsten in die Dermis eindringenden Anteile auch zur histologischen Beurteilung kommen. Sonographisch ist dagegen durch Abfahren der Läsion leicht der tiefste Anteil zu ermitteln.

Entzündliche Infiltrate und Anteile dermaler melanozytärer Naevi können zu Variationen im sonographischen Bild des malignen Melanoms führen [35].

Auch Melanom-Metastasen können als gut abgegrenzte echoarme bis homogen echoleere Regionen sichtbar sein. So lassen sich beispielsweise Satelliten- und Intransitmetastasen sowie auch Anteile von Lymphknotenmetastasen mittels des hochauflösenden Ultraschalls gut darstellen [29]. Benigne Lymphknoten stellen sich in der Regel als spindelige Läsionen mit einem echodichten Zentrum und einem echoärmeren Randsaum dar. Das Verhältnis des größten zum kleinsten Durchmesser ist zumeist >2:1. Der Sinus des Lymphknotens kann sich zusätzlich als echoarme Zone darstellen. Ein metastatisch befallener Lymphknoten zeigt dagegen ausgedehnte echoarme Areale oder ein vollständig homogenes echoleeres Bild. Er erscheint auch zunehmend aufgetrieben, rund statt spindelig oval, und das Verhältnis vom größten zum kleinsten Durchmesser wird zumeist <2:1 [33], was vereinzelt auch in der 20 MHz-Sonographie sichtbar ist.

Basalzellkarzinom

Die Sonographie wurde ebenfalls für die präoperative Beurteilung von Basalzellkarzinomen eingesetzt. Auch Basalzellkarzinome stellen sich als echoarme bis echoleere Tumoren dar (Abb. 13 und 14). Die Methode ist insbesondere geeignet, um das Eindringen der Basalzellkarzinome in die Haut sowie auch in angrenzende Strukturen (Knorpel etc.) zu beurteilen. Die Tiefe des Eindringens kann zumeist recht gut beurteilt werden, wenn es sich um solide oder zystische Basalzellkarzinome handelt. Beim sklerodermiformen Typ ist eine sichere Beurteilung nicht möglich [13, 20, 24]. Für die Erfassung der seitlichen Ausdehnung von Basalzellkarzinomen ist die 20 MHz-Sonographie jedoch nur begrenzt geeignet. Hier entstehen insbesondere Schwierigkeiten, da Basalzellkarzinome in der Regel in aktinisch geschädigter Haut entstehen und sich hier meistens auch eine aktinische Elastose findet. Die aktinische Elastose stellt sich aber ebenso wie das Basalzellkarzinom als ein echoarmes Band dar (siehe auch Abb. 10).

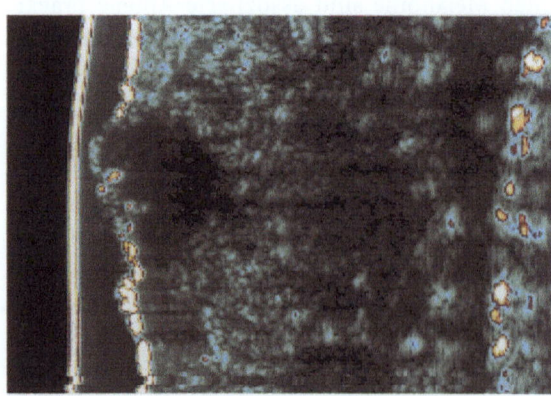

Abb. 13. Darstellung eines soliden Basalzellkarzinoms an der Wange (von links nach rechts gesehen): Wasservorlaufstrecke (schwarz), Folie (grün-gelb-grün), Kontaktgel (schwarz), asymmetrisch und exophytische Erhebung der Epidermis mit echoarmem, teils schlecht abgrenzbarem Tumor in der Dermis

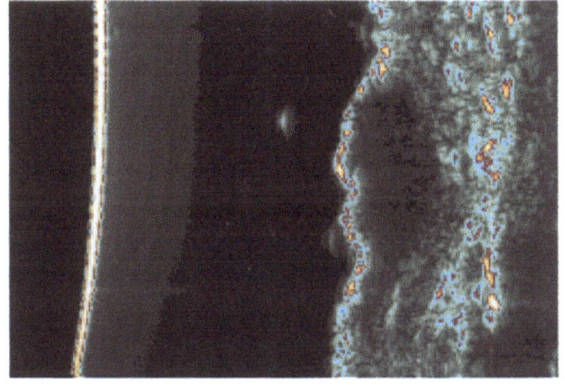

Abb. 14. Darstellung eines Basalzellkarzinoms am Rumpf (von links nach rechts gesehen): Wasservorlaufstrecke (schwarz), Folie (grüngelb-grün), Kontaktgel (schwarz), asymmetrisch und stark exophytische Erhebung der Epidermis mit echoarmem, teils schlecht abgrenzbarem Tumor in der Dermis

Dennoch kann die präoperative Darstellung des Basalzellkarzinoms im Hinblick auf die Eindringtiefe wichtige Aufschlüsse geben und bei der Wahl des Therapieverfahrens hilfreich sein.

Plattenepithelkarzinom

Plattenepithelkarzinome verhalten sich sonographisch sehr ähnlich wie Basalzellkarzinome. Im Sonogramm stellen sie sich als echoarme Bezirke dar, die relativ gut abgegrenzt erscheinen. Bei hochdifferenzierten Plattenepithelkarzinomen kann es durch Hornperlenbildung auch einmal zu Binnenechos mit größerer Echodichte kommen. Hinsichtlich der Abgrenzung zur Tiefe hin kann durch die Sonographie eine recht genaue Einschätzung vorgenommen werden. Wie beim Melanom sind hier entzündliche Infiltrate nicht sicher abgrenzbar und tendentiell wird die Tumordicke überschätzt. Eine seitliche Abgrenzung kann ebenso wie beim Basalzellkarzinom zumeist nicht sicher vorgenommen werden, da auch die Plattenepithelkarzinome in der Regel in Regionen mit aktinischer Schädigung entstehen. Hier findet sich dann eine bandförmige aktinische Elastose, die ebenfalls echoarm ist (siehe auch Abb. 10).

Kutane T-Zell-Lymphome

Die Infiltrate kutaner Lymphome stellen sich als echoarme bis echoleere Areale dar. Bei der Mycosis fungoides vom Plaquetyp findet sich eine bandförmige echoarme Zone. Bei Tumoren im Rahmen einer Mycosis fungoides oder im Rahmen von kutanen T-Zell-Lymphomen stellen sich gut abgegrenzte echoarme Areale dar. Auch befallene Lymphknoten im Rahmen eines kutanen T-Zell-Lymphoms stellen sich echoarm dar. Die sonographische Darstellung kann gut für die Verlaufskontrolle und für die Beurteilung des therapeutischen Ansprechens im Rahmen von Behandlungen genutzt werden.

Kaposi-Sarkom

Das Kaposi-Sarkom zeigt kein charakteristisches sonographisches Bild. Echoarme Areale liegen neben Binnenechos und ebenso wie Hämangiome findet sich zum Teil ein geschecktes Bild. Ihre Begrenzung gegenüber der umgebenden Haut ist unscharf. Die Ausdehnung von Kaposi-Sarkomen ist in der Sonographie deshalb nicht sicher beurteilbar. Auch differentialdiagnostisch kann die Sonographie hier wenig beitragen [3, 31].

Literatur

1. Agner T, Serup J (1989) Skin reactions to irritants assessed by non-invasive bioengineering methods. Contact Dermatitis 20:352–359
2. Agner T, Serup J (1990) Individual and instrumental variations in irritant patchtest reactions – clinical evaluation and quantification by bioengineering methods. Clin Exp Dermatol 15:29–33
3. Betti R, Nessi R, Blanc M, Bencini PL, Galimberti M, Crosti C, Uslenghi C (1990) Ultrasonography of proliferative vascular lesions of the skin. J Dermatol 17:247–251
4. Breitbart EW, Hicks R, Rehpenning W (1986) Möglichkeiten der Ultraschalldiagnostik in der Dermatologie. Z Hautkr 61:522–526
5. Breitbart EW, Rehpenning W (1983) Möglichkeiten und Grenzen der Ultraschalldiagnostik zur in vivo Bestimmung der Invasionstiefe des malignen Melanoms. Z Hautkr 58:975–987
6. Di-Nardo A, Giusti G, Mantovani L, Bianchi B, Seidenari S (1997) Inhibition of elicitation of contact dermatitis in humans by mometasone furoate: evaluation by means of 20-MHz B scanning associated with image analysis. Dermatology 195:137–141
7. Di-Nardo A, Seidenari S (1994) Echographic evaluation with image analysis of histamine-induced wheals. Skin Pharmacol 7:285–290
8. Di-Nardo A, Seidenari S, Giannetti A (1992) B-scanning evaluation with image analysis of psoriatic skin. Exp Dermatol 1:121–125
9. Dines KA, Sheets PW, Brink JA, Hanke CW, Condra KA, Clendenon JL, Goss SA, Smith DJ, Franklin TD (1984) High frequency ultrasonic imaging of skin: experimental results. Ultrason Imaging 6:408–434
10. Dummer W, Blaheta HJ, Bastian BC, Schenk T, Brocker EV, Remy W (1995) Preoperative characterization of pigmented skin lesions by epiluminescence microscopy and high-frequency ultrasound. Arch Dermatol 131:279–285
11. Gassenmaier G, Kiesewetter F, Schell H, Zinner M (1990) Wertigkeit der hochauflösenden Sonographie für die Bestimmung des vertikalen Tumordurchmessers beim malignen Melanom der Haut. Hautarzt 41:360–364
12. Gniadecka M, Gniadecki R, Serup J, Sondergaard J (1994) Ultrasound structure and digital image analysis of the subepidermal low echogenic band in aged human skin: diurnal changes and interindividual variability. J Invest Dermatol 102:362–365
13. Gupta AK, Turnbull DH, Foster FS, Harasiewicz KA, Shum DT, Prussick R, Watteel GN, Hurst LN, Sauder DN (1996) High frequency 40-MHz ultrasound. A possible noninvasive method for the assessment of the boundary of basal cell carcinomas. Dermatol Surg 22:131–136
14. Gupta AK, Turnbull DH, Harasiewicz KA, Shum DT, Watteel GN, Foster FS, Sauder DN (1996) The use of high-frequency ultrasound as a method of assessing the severity of a plaque of psoriasis. Arch Dermatol 132:658–662

15. Happe M, Freitag M, Stucker M, Altmeyer P, Hoffmann K (1997) Hochauflösende 20 MHz-Sonographie in der Dermatologie zur nicht invasiven Darstellung maligner Melanome. Z Ärztl Fortbild Qualitätssich 91:347–353
16. Harland CC, Bamber JC, Gusterson BA, Mortimer PS (1993) High frequency, high resolution B-scan ultrasound in the assessment of skin tumours. Br J Dermatol 128:525–532
17. Hoffmann K, Auer T, Stucker M, Hoffmann A, Altmeyer P (1998) Comparison of skin atrophy and vasoconstriction due to mometasone furoate, methylprednisolone and hydrocortisone. J Eur Acad Dermatol Venereol 10:137–142
18. Hoffmann K, Dirschka T, Schwarze H, el-Gammal S, Matthes U, Hoffmann A, Altmeyer P (1995) 20 MHz sonography, colorimetry and image analysis in the evaluation of psoriasis vulgaris. J Dermatol Sci 9:103–110
19. Hoffmann K, Dirschka TP, Stucker M, el-Gammal S, Altmeyer P (1994) Assessment of actinic skin damage by 20-MHz sonography. Photodermatol Photoimmunol Photomed 10:97–101
20. Hoffmann K, el-Gammal S, Matthes U, Altmeyer P (1989) Digitale 20 MHz-Sonographie der Haut in der präoperativen Diagnostik. Z Hautkr 64:851–858
21. Hoffmann K, Feldmann S, Dirschka T, el-Gammal S, Altmeyer P (1994) Sonographic quantification of the type IV reaction after intradermal application of recall antigens. Skin Pharmacol 7:291–299
22. Hoffmann K, Gerbaulet U, el-Gammal S, Altmeyer P (1991) 20-MHz B-mode ultrasound in monitoring the course of localized scleroderma (morphea). Acta Derm Venereol Suppl Stockh 164:3–16
23. Hoffmann K, Jung J, el-Gammal S, Altmeyer P (1992) Malignant melanoma in 20-MHz B scan sonography. Dermatology 185:49–55
24. Hoffmann K, Stucker M, el-Gammal S, Altmeyer P (1990) Digitale 20-MHz-Sonographie des Basalioms im B-scan. Hautarzt 41:333–339
25. Jemec GB, Gniadecka M (1997) Ultrasound examination of hair follicles in hidradenitis suppurativa. Arch Dermatol 133:967–970
26. Kerscher M, Volkenandt M, Gruss C, Reuther T, von Kobyletzki G, Freitag M, Dirschka T, Altmeyer P (1998) Low-dose UVA phototherapy for treatment of localized scleroderma. J Am Acad Dermatol 38:21–26
27. Korting HC, Vieluf D, Kerscher M (1992) 0.25% prednicarbate cream and the corresponding vehicle induce less skin atrophy than 0.1% betamethasone-17-valerate cream and 0.05% clobetasol-17-propionate cream. Eur J Clin Pharmacol 42:159–161
28. Kraus W, Nake EA, Schramm P (1985) Diagnostische Fortschritte bei malignen Melanomen durch die hochauflösende Real-Time-Sonographie. Hautarzt 36:386–392
29. Kraus W, Nake EA, Schramm P (1986) Hochauflösende Real-Time-Sonographie in der Beurteilung regionaler lymphogener Metastasen von malignen Melanomen. Z Hautkr 61:9–12
30. Levy JJ, Gassmüller J, Audring H, Brenke A, Albrecht-Nebe H (1993) Darstellung der subkutanen Atrophie bei der zirkumskripten Sklerodermie im 20-MHz-B-scan Ultraschall. Hautarzt 44:446–451
31. Nessi R, Blanc M, Bosco M, Dameno S, Venegoni A, Betti R, Bencini PL, Crosti C, Uslenghi C (1991) Skin ultrasound in dermatologic surgical planning. J Dermatol Surg Oncol 17:38–43
32. Olsen LO, Serup J (1993) High-frequency ultrasound scan for non-invasive cross-sectional imaging of psoriasis. Acta Derm Venereol 73:185–187
33. Prayer L, Winkelbauer H, Gritzmann N, Winkelbauer F, Helmer M, Pehamberger H (1990) Sonography versus palpation in the detection of regional lymph-node metastases in patients with malignant melanoma. Eur J Cancer 26:827–830

34. Reali UM, Santucci M, Paoli G, Chiarugi C (1989) The use of high resolution ultrasound in preoperative evaluation of cutaneous malignant melanoma thickness. Tumori 75:452–455
35. Rompel R, Petres J (1993) Variationen im ultrasonographischen Bild des malignen Melanoms. Hautarzt 44:372–375
36. Scheja A, Akesson A (1997) Comparison of high frequency (20 MHz) ultrasound and palpation for the assessment of skin involvement in systemic sclerosis (scleroderma). Clin Exp Rheumatol 15:283–288
37. Schiavi ME, Belletti B, Seidenari S (1996) Ultrasound description and quantification of irritant reactions induced by dithranol at different concentrations. A comparison with visual assessment and colorimetric measurements. Contact Dermatitis 34:272–277
38. Schmeller W, Welzel J, Plettenberg A (1993) Lokalisation und Ausprägungsgrad der Dermatoliposklerose lassen sich mittels 20 MHz-Sonographie gut beurteilen. Vasa 22:219–226
39. Schwaighofer B, Pohl MH, Frühwald F, Stiglbauer R, Kokoschka EM (1987) Der diagnostische Stellenwert des Ultraschalls beim malignen Melanom. Röfo Fortschr Geb Röntgenstr Nuklearmed 146:409–411
40. Seidenari S (1993) Echographic evaluation of subclinical allergic patch test reactions. Contact Dermatitis 29:156–157
41. Seidenari S (1994) Reactivity to nickel sulfate at sodium lauryl sulfate pretreated skin sites is higher in atopics: an echographic evaluation by means of image analysis performed on 20 MHz B-scan recordings. Acta Derm Venereol 74:245–249
42. Seidenari S (1995) Image processing of 20 MHz B-scan recordings of irritant reactions. Curr Probl Dermatol 23:169–175
43. Seidenari S, Belletti B, Conti A (1996) A quantitative description of echographic images of sclerotic skin in patients with systemic sclerosis, as assessed by computerized image analysis on 20 MHz B-scan recordings. Acta Derm Venereol 76:361–364
44. Seidenari S, Conti A, Pepe P, Giannetti A (1995) Quantitative description of echographic images of morphea plaques as assessed by computerized image analysis on 20 MHz B-scan recordings. Acta Derm Venereol 75:442–445
45. Seidenari S, Di-Nardo A (1991) A new image analysis system for the assessment of allergic patch test reactions recorded by B scanning. Contact Dermatitis 25:329
46. Seidenari S, Di-Nardo A (1992b) B scanning evaluation of allergic reactions with binary transformation and image analysis. Acta Derm Venereol Suppl Stockh 175: 3–7
47. Seidenari S, Di-Nardo A (1992a) B scanning evaluation of irritant reactions with binary transformation and image analysis. Acta Derm Venereol Suppl Stockh 175:9–13
48. Seidenari S, Di-Nardo A (1992b) Cutaneous reactivity to allergens at 24-h increases from the antecubital fossa to the wrist: an echographic evaluation by means of a new image analysis system. Contact Dermatitis 26:171–176
49. Seidenari S, Di-Nardo A (1992a) Echographic evaluation of corticosteroid inhibition of allergic patch test reactions. Contact Dermatitis 26:212–213
50. Seidenari S, Di-Nardo A, Giannetti A (1993) Assessment of topical corticosteroid activity on experimentally induced contact dermatitis: echographic evaluation with binary transformation and image analysis. Skin Pharmacol 6:85–91
51. Seidenari S, Di-Nardo A, Pepe P, Giannetti A (1991) Ultrasound B scanning with image analysis for assessment of allergic patch test reactions. Contact Dermatitis 24:216–222

52. Seidenari S, Pagnoni A, Di-Nardo A, Giannetti A (1994) Echographic evaluation with image analysis of normal skin: variations according to age and sex. Skin Pharmacol 7:201-209
53. Seidenari S, Pepe P, Di-Nardo A (1995) Sodium hydroxide-induced irritant dermatitis as assessed by computerized elaboration of 20 MHz B-scan images and by TEWL measurement: a method for investigating skin barrier function. Acta Derm Venereol 75:97-101
54. Seidenari S, Turnaturi C, Motolese A, Pepe P (1992) Echographic evaluation of edema induced by patch test chambers. Contact Dermatitis 27:331-332
55. Semple JL, Gupta AK, From L, Harasiewicz KA, Sauder DN, Foster FS, Turnbull DH (1995) Does high-frequency (40-60 MHz) ultrasound imaging play a role in the clinical management of cutaneous melanoma? Ann Plast Surg 34:599-605
56. Shafir R, Itzchak Y, Heyman Z, Azizi E, Tsur H, Hiss J (1984) Preoperative ultrasonic measurements of the thickness of cutaneous malignant melanoma. J Ultrasound Med 3:205-208
57. Stücker M, Wilmert M, Hoffmann K, el-Gammal S, Dirting K, Altmeyer P (1995) Objektivität, Reproduzierbarkeit und Validität der 3D-Sonographie in der Dermatologie. Bildgebung 62:179-188
58. Stiller MJ, Driller J, Shupack JL, Gropper CG, Rorke MC, Lizzi FL (1993) Three-dimensional imaging for diagnostic ultrasound in dermatology. J Am Acad Dermatol 29:171-175
59. Stiller MJ, Gropper CA, Shupack JL, Lizzi F, Driller J, Rorke M (1994) Diagnostic ultrasound in dermatology: current uses and future potential. Cutis 53:44-48
60. Tacke J, Haagen G, Hornstein OP, Huettinger G, Kiesewetter F, Schell H, Diepgen TL (1995) Clinical relevance of sonometry-derived tumour thickness in malignant melanoma - a statistical analysis. Br J Dermatol 132:209-214
61. Tan CY, Statham B, Marks R, Payne PA (1982) Skin thickness measurement by pulsed ultrasound: its reproducibility, validation and variability. Br J Dermatol 106:657-667
62. Vaillant L, Berson M, Machet L, Callens A, Pourcelot L, Lorette G (1994) Ultrasound imaging of psoriatic skin: a noninvasive technique to evaluate treatment of psoriasis. Int J Dermatol 33:786-790
63. von Kobyletzki G, Freitag M, Hoffmann K, Altmeyer P, Kerscher M (1997) Balneophotochemotherapie mit 8-Methoxypsoralen bei Lichen sclerosus et atrophicus. Hautarzt 48:488-491
64. Welzel J, Schmeller W, Plettenberg A (1994) Dermatoliposklerose in der 20 MHz-Sonographie. Hautarzt 45:630-634.

11 Farbkodierte Duplexsonographie in der Gefäßdiagnostik

A. Steins und M. Jünger

Einleitung

Die farbkodierte Duplexsonographie hat mittlerweile in der Gefäßdiagnostik ihren festen Stellenwert. Mit ihr gewinnt der Untersucher nicht nur sonomorphologische anatomische Informationen, simultan wird die Hämodynamik charakterisiert. Die Information über die Hämodynamik trägt dazu bei, Gefäße von anderen echoarmen Strukturen rasch zu unterscheiden. Dies ist in Regionen, die voroperiert und vorbestrahlt sind und eine veränderte Anatomie haben, häufig ein großer Vorteil. Daneben trägt die Kenntnis über die Vaskularisierung von Raumforderungen dazu bei, diese einzuordnen, z.B. bei reaktiv oder metastatisch vergrößerten Lymphknoten.

In der Beurteilung der Extremitätengefäße findet ein Linearscanner mit einer Sendefrequenz von 7,5-10 MHz seinen Einsatz. Mit diesem lassen sich vorwiegend die oberflächlichen Extremitätengefäße gut darstellen. Zur Darstellung der Beckengefäße eignet sich der konvexe Schallkopf mit einer Sendefrequenz von 3,5-5,0 MHz, der durch die Formung eine optimale Anpassung an das zu untersuchende Gebiet ermöglicht und zusätzlich eine bessere Tiefenauflösung aufweist. Wie auch in der Beurteilung der Lymphknotenstationen stehen der B-Mode (sonographisches grauskaliertes Schnittbild), gepulster Doppler-Mode (Ableitung der Doppler-Frequenzen gezielt im Gefäß unter Sicht) und die Farbkodierung zur Verfügung.

Beim gepulsten Doppler-Mode wird der Ultraschall zur Blutflußgeschwindigkeitsmessung nicht kontinuierlich abgesandt und empfangen, sondern intermittierend in kurzen Pulsen gesandt und in variablen Zeitphasen empfangen. So läßt sich der Meßort in der gewünschten Gewebetiefe einstellen.

Bei der Farbkodierung stellen sich die blutdurchströmten Strukturen farbkodiert dar. Der Blutfluß stellt sich rot kodiert bei Fluß auf die Sonde zu, blau kodiert bei Fluß von der Sonde weg, die Farbintensität korreliert mit der Blutflußgeschwindigkeit (Abb. 1).

Im Gegensatz zur Lymphknotensonographie ist der Einsatz des gepulsten, kontinuierlichen oder farbkodierten Doppler-Mode in der Gefäßdiagnostik unumgänglich.

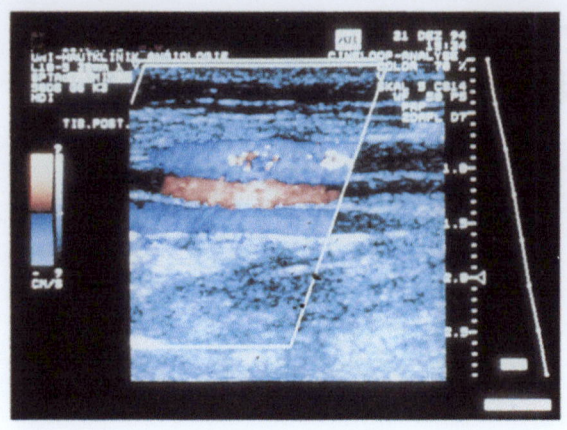

Abb. 1. Unterschenkelgefäße im Längsschnitt im Farb-Doppler-Mode. Rot kodiert die Arteria tibialis posterior, blau kodiert die beiden Begleitvenen (Vv. tibialis posteriores)

Generelle Darstellung von Gefäßen

B-Mode. Im B-Mode, dem grauskalierten Ultraschallschnittbild, lassen sich folgende Aussagen über Blutgefäße bereits treffen. In der Zusammenschau von Quer- und Längsschnitt wird die anatomische Lage und die räumliche Beziehung zu benachbarten Strukturen bestimmt. Anhand von Gefäßkaliber und von Gefäßwandmorphologie kann häufig bereits zwischen Arterie und Vene differenziert werden. Neben der in den meisten Fällen sichtbaren Pulsation der Arterienwände weisen diese im Gegensatz zu den Venen eine echoreichere Wandstruktur auf. Im B-Mode wird die Struktur des Gefäßlumens beurteilt. Das blutdurchströmte Gefäß erscheint echoleer; Schallechos im Gefäßlumen weisen auf Thromben hin. Über einen leichten bis mittleren Druck auf die Schallsonde werden Vene (Niederdruckgefäß) und Arterie (Hochdruckgefäß) rasch differenziert; die blutdurchströmte Vene läßt sich leicht komprimieren. Wenn der untersuchte Venenabschnitt nicht vollständig komprimiert werden kann, liegt meist eine Teilthrombose vor.

Duplexsonographie. Simultan zur Schnittbildinformation erlaubt die Duplexsonographie die Blutfließgeschwindigkeit zu beurteilen und zu quantifizieren. Unter Sicht wird das Dopplermeßvolumen („gate") in das gewünschte Gefäßlumen plaziert. Wie bei allen Dopplerultraschalluntersuchungen soll dabei der Winkel zwischen Blutgefäß und Dopplerultraschallstrahl zwischen 45° und 60° liegen. Das Dopplerfrequenzspektrum, das der Blutfließgeschwindigkeit am Meßort entspricht, wird zeitgleich mit dem sonographischen Schnittbild angezeigt. An dem Gefäßquerschnitt und der Blutfließgeschwindigkeit errechnet sich der echte Blutfluß im untersuchten Gefäßsegment.

Die sonographische Blutgefäßbeurteilung wird durch die Farbkodierung der Blutfließgeschwindigkeit im sonographischen Schnittbild sehr erleichtert, insbesondere bei kleineren Blutgefäßen. Je nach Ultraschallgerät lassen sich Gefäße bis 0,5 mm Diameter zuverlässig untersuchen, z.B. auch Fingerarterien.

Ultraschalldiagnostik arterieller Gefäße

Die Einsatzgebiete in der Beurteilung des arteriellen Gefäßsystems liegen zunächst in der Bestimmung der Lokalisation von Stenosen oder Gefäßverschlüssen und deren Graduierung. Des weiteren dient die farbkodierte Duplexsonographie zur Beurteilung von Aneurysmen sowie dem Nachweis von arterio-venösen Shuntverbindungen.

Invasive Eingriffe am arteriellen Gefäßsystem in Form von Dilatationen, Stentimplantationen oder Bypassoperationen lassen sich auf ihre Funktion überprüfen. Der Einsatz von angiographischen Verfahren zur Therapiekontrolle läßt sich dadurch häufig ersetzen.

Normalbefunde in der Ultraschalldiagnostik arterieller Gefäße

B-Mode. Im B-Mode zeigt sich unter physiologischen Bedingungen eine je nach Lokalisation ausreichende Gefäßweite, eine glatte Gefäßberandung ohne den Nachweis von aneurysmatischen Erweiterungen oder arteriosklerotischen Wandverdickungen (Abb. 2). Der Gefäßverlauf zeigt sich entsprechend der anatomischen Lage.

Doppler-Mode. Der physiologische Strömungsverlauf ist triphasisch (Abb. 3) mit einem steilen systolischen Anstieg (Akzeleration), schmalem Gipfel und steilem Abfall (Dezeleration) sowie einer spätsystolischen Rückflußkomponente, auf die in der frühen Diastole eine spätdiastolische Vorwärtsflußphase folgt. Dieses triphasische Signal muß unter physiologischen Bedingungen im Bereich aller Extremitätengefäße vorhanden sein, lediglich die Amplitude des Dopplerfrequenzspektrums nimmt nach distal hin ab.

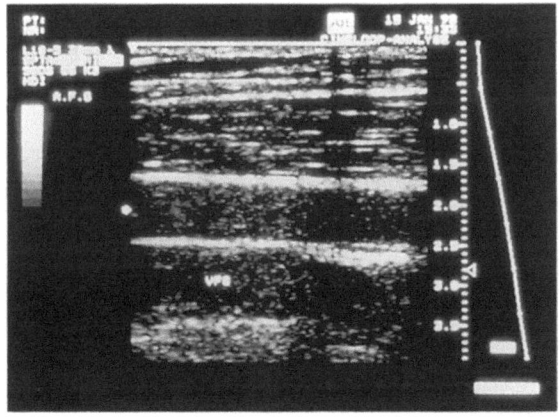

Abb. 2. B-Bild-Sonographie der Oberschenkelgefäße im Längsschnitt. Dargestellt die Arteria femoralis superficialis mit glatter Gefäßberandung ohne Nachweis von arteriosklerotischen Wandverdickungen. Der Arterie liegt die Vena femoralis superficialis (V.F.S.) direkt unterhalb an

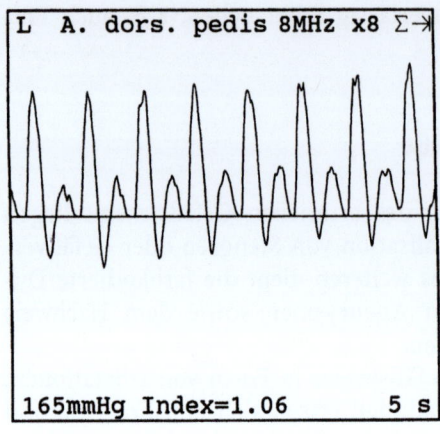

Abb. 3. Dopplerströmungskurve der Arteria dorsalis pedis. Typischer triphasischer Verlauf der Strömungskurve bei offener Strombahn

Farbdoppler-Mode. Im Farbdoppler-Mode zeigt sich physiologischerweise eine gleichmäßige homogene Farbkodierung als Zeichen eines laminaren, also nicht turbulenten Blutflusses im frei durchgängigen Gefäßlumen. An Gefäßverzweigungen spiegeln unterschiedliche Farbintensitäten, auch unterschiedliche Farben (z.B. rötliche und blaue Anteile) die physiologische Turbulenz wieder.

Pathologische Befunde in der Ultraschalldiagnostik arterieller Gefäße

B-Mode. Im B-Mode lassen sich bei Vorliegen einer arteriellen Verschlußkrankheit Plaques und Stenosierungen beurteilen. Die arteriosklerotischen Wandauflagerungen stellen sich im B-Bild durch echoreiche Strukturen der verdickten Gefäßwand dar (Abb. 4). Gefäßabbrüche lassen sich im B-Bild meist nur unzureichend beurteilen, hier hilft die Farbkodierung weiter.

Aneurysmatische Gefäßerweiterungen lassen sich hinsichtlich ihrer Form, Größe, Thrombosierung und Lage beurteilen.

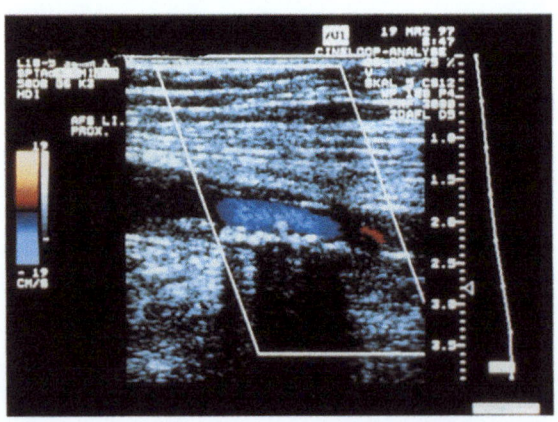

Abb. 4. Arteriosklerotische Wandverdickungen im Bereich der proximalen Arteria femoralis superficialis

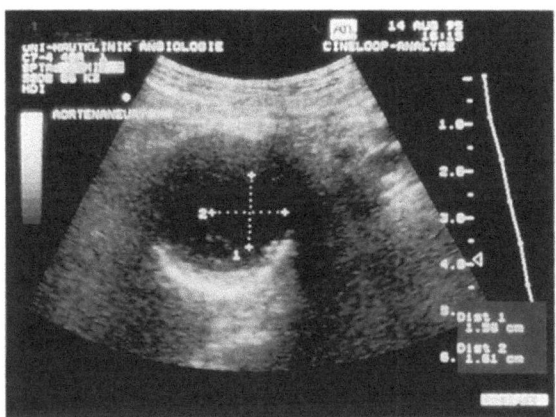

Abb. 5. B-Bild-Sonographie eines Aortenaneurysmas im Querschnitt mit echoarmem perfundiertem Lumen und thrombosierten echoreicheren Anteilen

Bereits im B-Mode lassen sich perfundierte von thrombosierten Arealen im Aneurysma unterscheiden. Hierbei stellen sich die thrombosierten Areale deutlich echoreicher im Gegensatz zu dem noch perfundierten echoarmen Lumen dar (Abb. 5).

Eine Verlaufsbeobachtung von Aneurysmen ist mit Hilfe der Farbduplexsonographie in beliebigen zeitlichen Abständen nichtinvasiv möglich.

Doppler-Mode. Der zusätzliche Einsatz des gepulsten Dopplers ist für die Stenosegraduierung durch Analyse der Dopplerfrequenzspektren unerläßlich. Der Winkel des einfallenden Dopplerultraschallstrahles muß hierbei zwischen 45° und 60° liegen.

Bei frei durchgängigem arteriellem Gefäßsystem findet man das bereits erwähnte triphasische Spektrum. Aber auch bei geringgradigen Plaqueauflagerungen oder Stenosierungen bleibt dieses Spektrum häufig erhalten. Die durch Gefäßwandunregelmäßigkeiten entstehende Turbulenz zeigt sich jedoch schon in einer Verbreiterung des Dopplerfrequenzspektrums. Anhand des abgeleiteten Spektrums läßt sich bereits grob eine Stenosegraduierung vornehmen [1].

Bei Stenosen von arteriellen Segmenten unter 50%, die proximal der Ableitungsstelle liegen, kommt es primär zu einer Reduktion der Rückflußkomponente, die Amplitudenhöhe bleibt meist erhalten oder ist geringfügig erniedrigt. Bei Stenosierungen über 50% findet man eine Reduktion sowohl der Amplitudenhöhe als auch der Anstiegssteilheit und einen Verlust der Rückflußkomponente. Bei hochgradigen Stenosen oder Verschlüssen leitet man distal postokklusiv ein monophasisches Spektrum mit hohem diastolischen Ruhefluß ab (Abb. 6). Dieser hohe diastolische Ruhefluß ist bedingt durch die kompensatorische maximale Gefäßweitstellung in der Peripherie.

Eine weitere Quantifizierung der Stenose ist mittels der Geschwindigkeitsmessung des Blutflusses innerhalb der Stenose möglich. Als Faustregel gilt, daß eine Stenosierung über 50% des Gefäßlumens zu einer Verdopplung der prästenotischen Blutflußgeschwindigkeit führt [2].

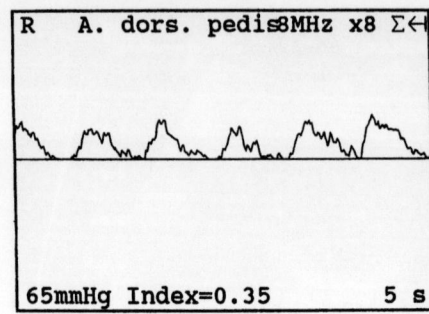

Abb. 6. Postokklusive Dopplerströmungskurve der Arteria dorsalis pedis. Ableitung einer monophasischen Kurve mit verminderter Amplitudenhöhe und diastolischem Ruhefluß

Farbdoppler-Mode. Durch die farbliche Kodierung des Blutflusses lassen sich Stenosierungen durch intraluminale Farbaufhellungen, die einen Anstieg der Strömungsgeschwindigkeit in der Stenose anzeigen, erkennen. Hierdurch wird bei im B-Bild nicht sichtbaren Stenosen die Plazierung des Dopplers erleichtert.

Verschlüsse sind durch einen Farbabbruch und den Nachweis von Kollateralen charakterisiert. Die Kollateralen lassen sich in den meisten Fällen im Bild aufgrund ihres geringen Gefäßlumens nicht vollständig darstellen. Die neu entwickelte „Power" Mode-Technik eignet sich eher für die Visualisierung dieser Kollateralen.

Ultraschalldiagnostik venöser Gefäße

Die Einsatzgebiete in der venösen Diagnostik liegen neben der Optimierung der venösen Basisdiagnostik durch konventionelle Ultraschall-Dopplergeräte in der Thrombosediagnostik. Informationen über Morphologie und Hämodynamik peripherer Venen sind insbesondere bei der Abklärung der Varikose und der Phlebothrombose gefragt. Es geht dabei um die Planung phlebochirurgischer oder sklerotherapeutischer Eingriffe zur Therapie der Varikose oder um den Nachweis eines thrombotischen Verschlusses in der Differentialdiagnose der meist geschwollenen und schmerzenden Extremität. Mit der Duplexsonographie sollen die Durchgängigkeit der Venen und die Funktion der Venenklappen beurteilt werden.

Normalbefunde in der Ultraschalldiagnostik venöser Gefäße

B-Mode. Im B-Mode stellen sich die Venen physiologischerweise mit rundem oder rundovalem Querschnitt dar. In größeren Venenabschnitten, z.B. an der Einmündung der Vena saphena magna in die Vena femoralis superficialis, kann der Untersucher die Bewegung der Venenklappensegel verfolgen. Der vollständige Klappenschluß (die Suffizienz der Venenklappen) wird im Doppler-Mode und mittels Farbkodierung in Kombination mit Provokationsmanövern geprüft.

Die Komprimierbarkeit der Venen zum Ausschluß einer Thrombose wird im B-Bild überprüft. Hier wird die Farbkodierung häufig als eher störend empfunden, da die Randbegrenzungen der zu untersuchenden Vene im grauskalierten B-Bild besser abzugrenzen sind. In der Thrombosediagnostik nimmt daher die B-Bild-Sonographie als „Kompressionssonographie" den höchsten Stellenwert ein.

Die Komprimierbarkeit der Vene wird in der Regel im Querschnitt durchgeführt, um das Ab- oder Verrutschen des Schallkopfes von der zu untersuchenden Vene zu minimieren. Eine Untersuchung im Längsschnitt ist jedoch für den geübten Untersucher durchaus möglich und hilft bei der Dokumentation der Ausdehnung der Thrombose. Bei freier Durchgängigkeit der Vene läßt sich diese durch Druck auf das Untersuchungsgebiet mit dem Schallkopf im Gegensatz zur begleitenden Arterie vollständig komprimieren.

Dieses Verfahren kann auch zur Differenzierung zwischen Vene und Arterie herangezogen werden, da häufig die sichtbare Pulsation der Arterie als Unterscheidungskriterium auf die eng benachbarte Vene übertragen wird und dadurch eine Differenzierung erschwert wird.

Doppler-Mode. Bei den venösen Strömungssignalen unterscheiden wir die spontanen Signale (S-sounds, spontaneous sounds) während der Ruheatmung von den provozierten Signalen (A-sounds, augmented sounds) durch verschiedene Provokationsmanöver.

Zu diesen Provokationsmanövern gehören die Atmungsmanöver durch eine forcierte Atmung und das Valsalva-Manöver sowie manuelle Provokationen zur Signalverstärkung. Hierbei wird vorwiegend die distale oder proximale Kompression und Dekompression eingesetzt, d.h. distal oder proximal der Ableitungsstelle werden Gliedmaßenabschnitte mit der Hand komprimiert. Dabei werden der Blutfluß und die Blutflußrichtung an der Ableitungsstelle beobachtet.

Unter Ruheatmung findet man im Bereich der distalen Extremitätenvenen einen während der Exspiration verstärkten herzwärts gerichteten Blutfluß. Dagegen findet in den oberen Extremitätenvenen während der Inspiration ein verstärkter Fluß in den Thorax hinein statt [5]. Diese unterschiedliche Hämodynamik während der Atmung je nach Lokalisation der zu untersuchenden Vene erklärt sich durch die abdomino-thorakalen Druckschwankungen während Ein- und Ausatmung und deren Auswirkungen auf den venösen Blutfluß.

Während der forcierten Atmung kommt es zu einem spätinspiratorischen Stopp des venösen Blutflußes, bei Ausatmung resultiert ein verstärkter herzwärts gerichteter Blutfluß im Bereich der distalen Extremitätenvenen. Kurz nach Einsetzen einer akuten intraabdominellen Drucksteigerung während des Valsalva-Manövers schließen die Venenklappen der Becken-Beinvenen, so daß an der Ableitstelle eines Beinvenensegmentes der Blutfluß sistiert [4]. Die Schließfähigkeit der Klappen in den Beinvenen kann auch mit den Kompressionsmanövern kontrolliert werden. Kurz nach Beginn der proximalen Kompression sistiert der venöse Blutfluß.

Alternativ ist die distale Kompression, bei der die zu untersuchende Vene distal der Ableitungsstelle manuell komprimiert wird und ein unter Kompression nach proximal gerichteter verstärkter Fluß registriert wird. Nach Dekompression darf bei suffizienten Klappen kein Blutfluß nach distal (Reflux) erfolgen. Refluxe von einer Dauer von weniger als 3 Sekunden werden noch als physiologisch betrachtet.

Farbdoppler-Mode. Der Farbdoppler-Mode dient ebenfalls wie bei der Beurteilung des arteriellen Gefäßsystems zum besseren Auffinden der Venen, vor allem am Unterschenkel.

Physiologischerweise findet man bei durchgängigem Venensystem eine kontinuierliche Farbbelegung des Gefäßlumens in Abhängigkeit von den intraabdominellen atmungsbedingten Druckschwankungen in den proximal größeren Beinvenen. Die Beurteilung der Klappenfunktion wird erleichtert: bei suffizientem Klappenschluß und Sistieren des Blutflusses verschwindet die Farbe, die Umkehr des Blutstromes wird am Farbumschlag, z.B. von rot nach blau, deutlich.

Pathologische Befunde in der Ultraschalldiagnostik venöser Gefäße

Klappeninsuffizienz

B-Mode. Im B-Mode läßt sich die Klappenfunktion nur unzureichend beurteilen. Der B-Mode beschränkt sich daher auf eine morphologische Betrachtung der Venen. Entscheidend ist hierbei die Lumengröße und der Gefäßverlauf, die Hinweise auf eine bestehende Insuffizienz ebnen können. Typisch bei Vorliegen einer Klappeninsuffizienz ist die Lumenaufweitung sowie der häufig bereits klinisch sichtbare geschlängelte Verlauf des Gefäßes. Bei optimalen Bedingungen läßt sich bei Darstellbarkeit der Klappen der fehlende Schluß unter einem Valsalva-Manöver dokumentieren.

Doppler- und Farbdoppler-Mode. Im reinen Doppler-Mode läßt sich eine Insuffizienz der Venenklappen bei Provokationsmanövern durch den Wechsel der Strömungsrichtung nachweisen (Reflux). Liegt eine Insuffizienz vor, kommt es während des Valsalva-Preßmanövers zu einem langandauernden oder auch kontinuierlichen nach distal gerichteten Fluß.

Bei manueller Provokation zeigt sich nach Dekompression ebenfalls ein nach distal gerichteter Fluß. Durch den Einsatz der Farbkodierung werden diese Refluxe durch einen Farbumschlag, der den Wechsel der Strömungsrichtung anzeigt, sichtbar gemacht (Abb. 7). Mit Hilfe der morphologischen hämodynamischen Information über die tiefen Leitvenen, die Hautstammvenen und Seitenastvarizen werden die hämodynamisch und damit klinisch relevanten Insuffizienzpunkte landkartenartig herausgearbeitet. Dies erst erlaubt die funktionsorientierte Phlebochirurgie.

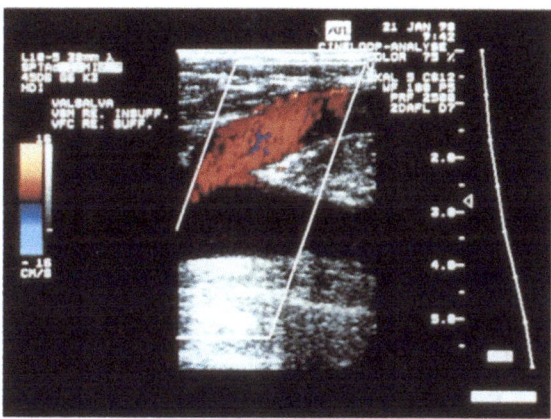

Abb. 7. Einmündung der Vena saphena magna in die Vena femoralis im Längsschnitt unter Valsalva-Preßmanöver. Dargestellt ist die Insuffizienz der Vena saphena magna Crosse, sichtbar durch den farblich kodierten Blutfluß aus der Vena femoralis in die Vena saphena magna unter Valsalva-Preßversuch

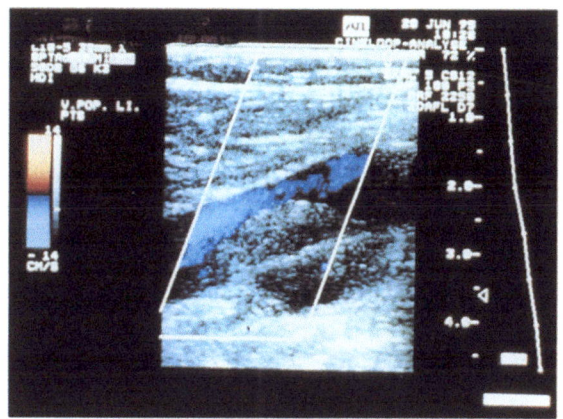

Abb. 8. Kurzstreckiger wandständiger Thrombus in der Vena poplitea (Längsschnitt). Mittels Farbkodierung ist der Randfluß erkennbar

Thrombosediagnostik

B-Mode. Bei Vorliegen einer tiefen Beinvenenthrombose oder auch einer Thrombophlebitis extrafaszialer Venen finden sich in der B-Bild-Sonographie folgende Veränderungen:
- Aufweitung des Lumens
- Nachweis von Binnenechos (thrombotisches echoreiches Material)
- fehlende oder inkomplette Komprimierbarkeit
- Verlust der Fähigkeit des Gefäßlumen, sich unter einem Valsalva-Manöver zu erweitern.

Doppler-Mode. Über dem thrombotisch verschlossenen Venenanteil direkt läßt sich bei komplettem Verschluß kein Strömungssignal ableiten. Distal des Verschlusses findet sich eine kontinuierliche Strömung (Dauerge-

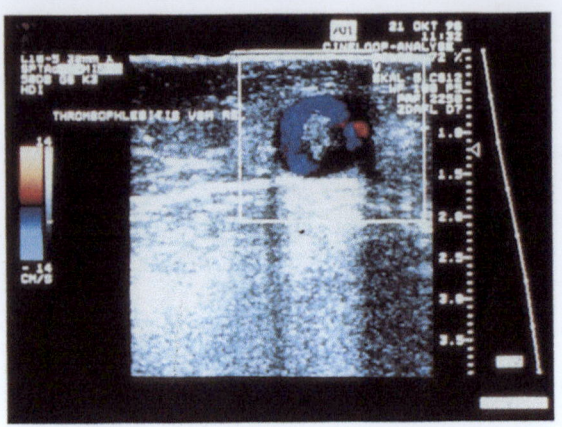

Abb. 9. Thrombophlebitis der Vena saphena magna (Querschnitt). Durch die Farbkodierung ist die Umspülung des zentral liegenden echoreichen Thrombus sichtbar

räusch) als Hinweis auf ein Abflußhindernis. Proximal des Verschlusses bleibt die Strömung meist atemmoduliert.

Führt man bei Lage der Ultraschallsonde unterhalb des Verschlusses eine distale Kompression durch, kommt es zu einem plötzlichen Strömungsstopp mit einem verstärkten nach distal gerichteten Fluß bei Dekompression.

Farbdoppler-Mode. Im Farbdoppler wird die Thrombose durch eine Aussparung der Farbbelegung sichtbar. Bei Teilthrombosierungen lassen sich Randflüsse sicher darstellen und Rekanalisationen im Verlauf dokumentieren (Abb. 8 und 9).

Literatur

1. Jäger KA, Phillips DJ, Martin RL et al. (1985) Noninvasive Mapping of lower limb arterial lesions. Ultrasound Med Biol 11:515–521
2. Moneta GL, Yeager RA, Lee RW, Porter JM (1993) Noninvasive localisation of arterial occlusive diasease: A comparison of segmental Doppler pressures and arterial duplex mapping. J Vasc Surg 17:578–582
3. Neuerburg-Heusler D, Hennerici M (1995) Gefäßdiagnostik mit Ultraschall, 2. Aufl. Thieme, Stuttgart
4. Schopp W (1988) Praktische Angiologie, 4. Aufl. Thieme, Stuttgart
5. Strandness DE, Sumner DS (1972) Ultrasonic velocity detector in the diagnosis of thrombophlebitis. Arch Surg 104:180–183.

12 Wege zur KV-Qualifikation für Ultraschalldiagnostik in der Dermatologie und die Anforderungen an die Dokumentation

W. Schippert und A. Blum

Es gibt derzeit drei unterschiedliche Möglichkeiten, die KV-Qualifikation für Ultraschalldiagnostik in der Dermatologie zu erhalten [1, 2]. Unterschieden wird hierbei, ob die Qualifikation inner- oder außerhalb der Facharztweiterbildung erworben wird.

KV-Qualifikation innerhalb der Facharztweiterbildung

Die Qualifikationsvoraussetzung für die Sonographie der Haut und Subkutis (B-Mode-Verfahren) beinhaltet den
- Facharzt für Haut- und Geschlechtskrankheiten *oder* den
- Nachweis einer mindestens 18monatigen ständigen klinischen oder vergleichbaren ständigen praktischen Tätigkeit im Fachgebiet der Haut- und Geschlechtskrankheiten und den
- Nachweis von untersuchten 200 Patienten (* siehe unten).

Vorgelegt werden muß ein Zeugnis, ausgestellt von einem zur Weiterbildung ermächtigten ärztlichen Ausbilder, mit folgenden Angaben:
- Überblick über die Zusammensetzung des Krankheitsgutes der Abteilung, in der die Weiterbildung stattfand.
- Beschreibung der durchgeführten Untersuchungen und angewandten Techniken.
- Zahl der vom Antragsteller unter Anleitung erbrachten sowie Zahl der selbständig durchgeführten Untersuchungen und diagnostischen Beurteilungen.
- Zahl der pathologischen Befunde mit aussagefähigem Bildmaterial.
- Beurteilung der Befähigung des Antragstellers zur selbständigen Durchführung ultraschalldiagnostischer Untersuchungen.

---

* Anmerkung: Üblicherweise wird bei der geforderten Anzahl von Untersuchungen die Anzahl der untersuchten Regionen verstanden. Dies ist jedoch nicht bundeseinheitlich festgelegt und bisher noch im Ermessen des Ausbilders und der KV-Sonographie-Kommission. Manche Ausbilder verstehen unter Untersuchungszahl die Anzahl der untersuchten Patienten. Eine bundeseinheitliche Regelung durch die Kassenärztliche Bundesvereinigung wird angestrebt (Stand Februar 1999).

KV-Qualifikation außerhalb der Facharztweiterbildung (Kassenarztrecht)

Hierbei wird die Unterscheidung zwischen einer regelmäßigen berufsbegleitenden Ausbildung oder einer Ausbildung im Rahmen eines Kurssystems vorgenommen.

KV-Qualifikation im Rahmen einer ständigen oder begleitenden Tätigkeit

Soweit eine fachliche Qualifikation nicht innerhalb der Facharztweiterbildung nachgewiesen werden kann, kann die fachliche Befähigung in der Ultraschalldiagnostik durch eine ständige oder begleitende Tätigkeit erworben werden. Dabei sind folgende Voraussetzungen zu erfüllen und durch die Vorlage ausreichender Zeugnisse nachzuweisen:
- Mindestens eine 4monatige ständige oder mindestens eine 24monatige begleitende Tätigkeit in der Ultraschalldiagnostik unter Anleitung von einem zur Weiterbildung nach der Weiterbildungsordnung ermächtigten Arzt oder bei einem in der Ultraschalldiagnostik qualifizierten Arzt.
- Erfolgreiche Teilnahme an einem Kolloquium nach Erfüllung der Voraussetzungen durch die zuständige KV-Sonographie-Kommission.

KV-Qualifikation im Rahmen eines Kurssystems

Wird die KV-Qualifikation im Rahmen eines Kurssystems angestrebt, ist die Vorlage folgender Nachweise erforderlich:
- Nachweis über erfolgreiche Teilnahme an einem Grund-, Aufbau- und Abschlußkurs. Dabei muß sowohl der Grund- als auch der Aufbaukurs mindestens 16 Stunden an mindestens 2 aufeinanderfolgenden Tagen stattfinden. Der Abschlußkurs muß mindestens 8 Stunden an mindestens einem Tag beinhalten (Tabelle 1).
- Zwischen Grund- und Aufbaukurs sollten bereits eigene Untersuchungserfahrungen gesammelt werden. Ein Drittel der nachfolgend aufgeführten Untersuchungen kann in fachgerechter Dokumentation bereits beim Aufbaukurs vorgelegt werden.
- Zwischen dem Besuch von Grund- und Abschlußkurs müssen mindestens 9 Monate liegen.

Tabelle 1. Kurssystem der KV-Qualifikation

Anwendungs-bereiche	Grundkurs		Aufbaukurs		Abschlußkurs	
	Stunden	An mind. aufeinander-folgenden Tagen	Stunden	An mind. aufeinander-folgenden Tagen	Stunden	An mind. aufeinander-folgenden Tagen
	16	2	16	2	8	1

- Der Aufbaukurs kann durch eine ständige Hospitation von mindestens 4 Wochen bei einem anerkannten ärztlichen Ausbilder ersetzt werden.
- Der Abschlußkurs muß eine Abschlußprüfung mit einem praktischen und theoretischen Teil enthalten.
- Bestätigung des anleitenden Arztes, daß 200 Untersuchungen (* siehe Anmerkung S. 119) unter seiner Anleitung erbracht wurden (anleitender Arzt: Arzt, der von der KV zur Abrechnung von Ultraschalluntersuchungen berechtigt ist oder qualifizierter Ausbilder oder zur Weiterbildung ermächtigter Arzt).
- Vorlage von 40 Bilddokumentationen von Patientenuntersuchungen bei der KV-Sonographie-Kommission als fachgerechte Dokumentation in schriftlicher und apparatetypischer Form. Dabei müssen mindestens die Hälfte der Dokumentationen pathologische Befunde enthalten und Untersuchungen aus allen Untersuchungsgebieten vorhanden sein.
- Erfolgreiche Teilnahme an einem Kolloquium nach Erfüllung der Voraussetzungen durch die zuständige KV-Sonographie-Kommission.

Qualifikation der Ausbilder

Qualifizierte Ausbilder sind entweder im entsprechenden Fachgebiet nach der Weiterbildungsordnung ermächtigte Ärzte oder Ärzte, die andere Ärzte in der Ultraschalldiagnostik anleiten und ausbilden. Letztere können nur in denjenigen Methoden anleiten und ausbilden, in denen sie persönlich tätig sind. Folgende Voraussetzungen sind dabei zu erfüllen und nachzuweisen:
- Die Erfüllung der fachlichen und apparativen Voraussetzungen gemäß der Ultraschallvereinbarung muß für den jeweiligen Bereich gegeben sein.
- Eine mindestens 36monatige eigenverantwortliche Tätigkeit im Bereich der jeweiligen Ultraschalldiagnostik muß abgeleistet worden sein.
- Mindestens 2000 selbständig durchgeführte Sonographien der Haut und der subkutanen Lymphknoten müssen nachweisbar sein.
- Eine abgeschlossene fachärztliche Weiterbildung muß vorliegen.

Gerätemindestausstattung und Mindestanforderung an die Ausstattung der Untersuchungsgeräte

Für Lehr- und Lernzwecke im Rahmen der KV-Qualifikation für Ultraschalldiagnostik in der Dermatologie gibt es gemäß der Ultraschallvereinbarung eine Gerätemindestausstattung und Mindestanforderung an die Ausstattung der Untersuchungsgeräte [2]. In Übersichtsform ist diese in Tabelle 2 dargestellt.

Tabelle 2. Gerätemindestausstattung und Mindestanforderung gemäß der Ultraschallvereinbarung [2]

Anwendungsklassen	Mindestausstattung	Mindestanforderung an die Ausstattung der Untersuchungsgeräte
Diagnostik der Haut	B-Mode-Gerät mit Farbkodierung	• Scanmodus: Linearscan mit integrierter Wasservorlaufstrecke • Linienabstand: ≤0,1 mm • Bildfeldbreite: ≥12,0 mm • Nennfrequenz: mindestens 22 MHz • Fokusbereich: 0–0,5 cm • Die Membran der Wasservorlaufstrecke muß abnehmbar sein
Diagnostik der Subkutis und der subkutanen Lymphknoten	B-Mode-Gerät	• Scanmodus: Linear- oder Curved-array- oder Sectorscan mit integrierter Wasservorlaufstrecke • Nennfrequenz: 7,5–15 MHz • Bildfeldbreite: ≥25,0 mm • Fokusbereich: 0–2,0 cm • Sektorscanner müssen mit einer integrierten Vorlaufstrecke betrieben werden; Linear- oder Curved-array sind bei abweichender Fokuslage mit einer adaptierbaren Wasservorlaufstrecke zu versehen

Befund- und Bilddokumentation

Jede sonographische Untersuchung muß schriftlich und bei auffälligem oder pathologischem Befund schriftlich und bildlich dokumentiert werden. Die schriftliche Dokumentation muß enthalten:
- Name, Vorname und Geburtsdatum des Patienten
- Untersuchungsdatum
- Frequenz des Schallkopfes
- Untersuchungsregion.

Sind pathologische Strukturen sichtbar, sollten folgende Beschreibungen im Befund aufgenommen sein:
- Beschreibung der Struktur (z. B. längsoval oder rund)
- Beschreibung der Echogenität (z. B. echoreich, echoarm, echofrei)
- Beschreibung der Größe (Länge, Breite und Tiefe in Millimeter [mm])
- Bezug zu sichtbaren anatomischen Strukturen (z. B. Abstand von Gefäßen, Muskeln)
- Sonographische Verdachtsdiagnose
- Mögliche Differentialdiagnosen
- Zusammenfassung.

Bei jedem pathologischen Befund ist eine Bilddokumentation erforderlich. In der Regel sollte diese auch in zwei Ebenen erfolgen.

Die schriftliche Dokumentation beinhaltet 2 Teile: einen ersten beschreibenden Teil und einen zweiten Teil, der eine Interpretation der erhobenen Befunde enthält und zu einer sonographischen Diagnose führt. Es sollte hier wie bei der sonographischen Untersuchung darauf geachtet werden, daß stets standardisierte Schnittebenen gewählt werden, die eine Befund- und Verlaufskontrolle bei den nachfolgenden Untersuchungen, unabhängig vom jeweiligen Untersucher, ermöglichen.

Diese bildgebende Dokumentation kann mittels einem Schwarzweiß- oder Farbdrucker, einer Kleinbildkamera mit Schwarzweiß- oder Farbdiafilm, einer Videobandaufzeichnung oder Speicherung mittels Computer erfolgen.

Literatur

1. Anonymous. Ultraschallvereinbarung vom 10. Februar 1993. Sonderdruck aus Verträge der Kassenärztlichen Bundesvereinigung
2. Anonymous. Ergänzung der Ultraschallvereinbarung, Stand 1. Januar 1996.

Sachverzeichnis

Absorptionsgesetz 9
Abtropfphänomen 18
Achselhöhle 52
Achselmuskulatur 49
Achselregion 48
Adduktorenkanal 57
Adnexe 26
Adnexorgane 92
Allergologie 26
A-Mode 12
Arrays 12
Artefakte 15
A-Scan 2, 90
Auflösung, axial 11, 12
Auflösung, lateral 12
Auflösungsvermögen 11
Ausbilder 121
Ausbreitungsdiagnostik 33

Basalzellkarzinom 2, 25, 102
Befunddokumentation 122
Bildartefakte 15
Bilddokumentation 122
B-Mode 12, 109, 110
Bogenartefakte 20
Brechung 10
B-Scan 2, 90

Cortex 59
C-Scan 91

Darmschlinge 77
Dermatitis 94
Dermatofibrosarkoma protuberans 23
Dermatoliposklerose 4, 97
Dermatosen, entzündlich 4
Dichte 9
Dignitätsdifferenzierung 79
Duplexsonographie,
  farbkodiert 109

Echointensität 10
Einblutung 63
Elastose, aktinisch 92, 102, 103
Epidermalzyste 73, 98

Epikutantest-Reaktion 3, 94

Fernfeld 11
Fettläppchen 69
Fokuszone 11

Gain 14
Gefäß 69
– arteriell 111
– venös 114
Gefäßberandung 111
Gefäßdiagnostik 109
Gefäßweite 111
Gelplatte 13
Gerätemindestausstattung 121
Gewebe, lymphatisch 59
Grundlagen, anatomische 39
Grundlagen, physikalische 9

Halsmuskulatur 39
Halsregion 39
Halsweichteile 47
Hämangiom 98
Hämatologische Erkrankung 74
Hämatom 72
Hämodynamik 109
Haut, normal 91
Hauttumor, epithelial 2
Hidradenitis suppurativa 4, 26
Histologie 14

Impedanz 9, 10
Infiltrate, entzündlich 89
Infraclaviculäre Region 53
Inguinalregion 59
Interferoninjektion 79
Intransit-Strecke 33

Kalzifikation 77
Kaposi-Sarkom 104
Keratose, seborrhoisch 2, 89, 99
Kokardenform 61
Kompressionssonographie 115
Kontaktgel 30
Konvexscan 13

Sachverzeichnis

Kurssystem 120
KV-Qualifikation 5, 119

Laufzeit 9
Laufzeitartefakte 21
Leistenregion 54, 56
Leukämie, lymphatisch 74
Linearscan 12
Linearscanner 109
Lipom 76, 85
Longitudinalwellen 9
Luftreflex 77
Lymphgefäße 59
Lymphknoten 13
- metastasenverdächtig 62
- regionär 33
- relativ vergrößert 61
- Sonographie 3
Lymphom 74
Lymphom der Haut 23

Mammakarzinom 75
Markierung, präoperativ 31
Medulla 59
Mehrzellkarzinom 23
Melanom, malignes 23, 67, 89, 100
- Metastasen 2
- Nachsorge 2, 3, 33
- Tumordicke 2
- Tumordickenmessung 25
Melanozytäre Läsion 2, 89
Melanozytäre Nävi 89, 99
Metastasen solider Tumore 75
Mistelpräparat 61
M-Mode 13
Morphea 4, 26, 96
Mycosis fungoides 23

Nachsorgeintervalle 25
Nahfeld 11
Narbengewebe 33

Oberschenkel 57

Palpation 3, 24, 33, 35
Parallelscan 12
Parotislymphknoten 61
Piezokristall 12
Plattenepithelkarzinom 2, 23, 26, 67, 103
- desmoplastisch 23
Postprocessing 14
Preprocessing 14
Preset 14
Prick-Test-Reaktion 95
Psoriasis vulgaris 26, 93
Punktion 24

Rahmenbedingungen 29

Randausläufer 26
Randsaum 61
Reaktionen bei Typ IV-Sensibilisierung 6
Reflexion 10
Reflexionsgesetz 10
Reverberation 21

Schallausbreitung 9
Schallausbreitungsgeschwindigkeit 9
Schallfeld 11
Schallkopf 9, 11
Schallschattenartefakte 16
Schallverstärkung, dorsal 16
Schichtdickenartefakte 19
Sektorscan 13
Sensitivität 37
Serom 70, 80
Sklerodermie 4, 26, 92, 96
Solibiati-Index 61, 63
Spezifität 37
Spiegelartefakte 22
Streuecho 19
Strömungsverlauf 111
Subkutis 13

Technische Ausrüstung 30
Temperaturerhöhung 9
TGC 14
Thoraxwand 53
Thrombosediagnostik 114, 117
Transmission 10
Tumordicke 101
T-Zell-Lymphome, kutan 103

Ultraschall, hochfrequent 23
Ultraschall, niederfrequent 23
Ultraschalldiagnostik 1
- hochauflösend 5
Ultraschallfrequenz 10
Ultraschalltechnik 1
Ultraschalluntersuchung, Abrechnung 5
Ultraschallwellen 9
Untersuchungsgeräte 121
Untersuchungsintervalle 24
Untersuchungsraum 29
Untersuchungstiefe 10

Varixknoten 83
Verkalkungsherde 77
Verlaufsbeobachtung 26
Verlaufskontrolle 64

Wasservorlaufstrecke 13
Wiederholungsecho 21

Zweittumore 37
Zystenrandschatten 18

MIX
Papier aus verantwortungsvollen Quellen
Paper from responsible sources
FSC® C105338

If you have any concerns about our products,
you can contact us on
ProductSafety@springernature.com

In case Publisher is established outside the EU,
the EU authorized representative is:
**Springer Nature Customer Service Center GmbH
Europaplatz 3, 69115 Heidelberg, Germany**

Printed by Libri Plureos GmbH
in Hamburg, Germany